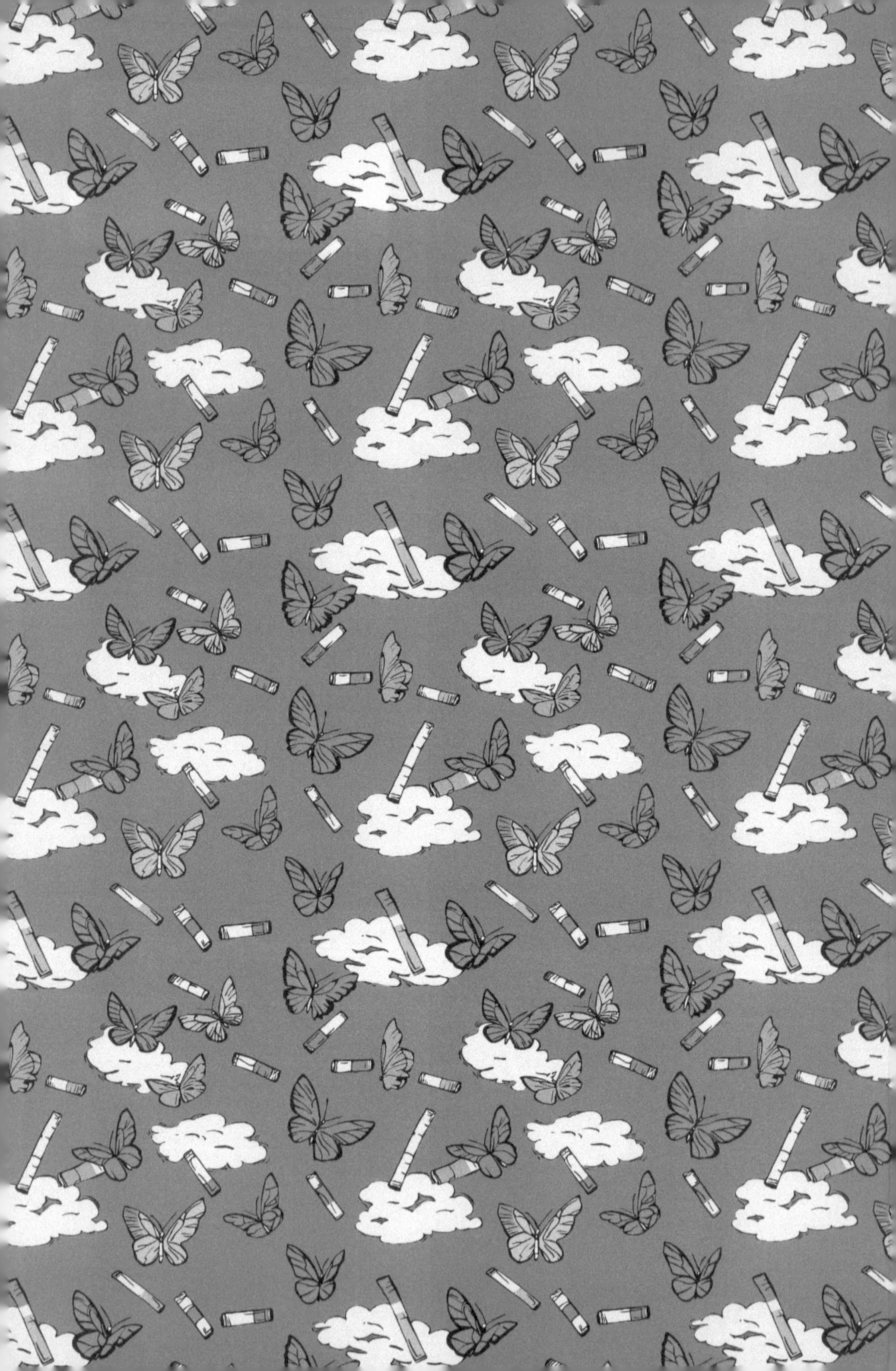

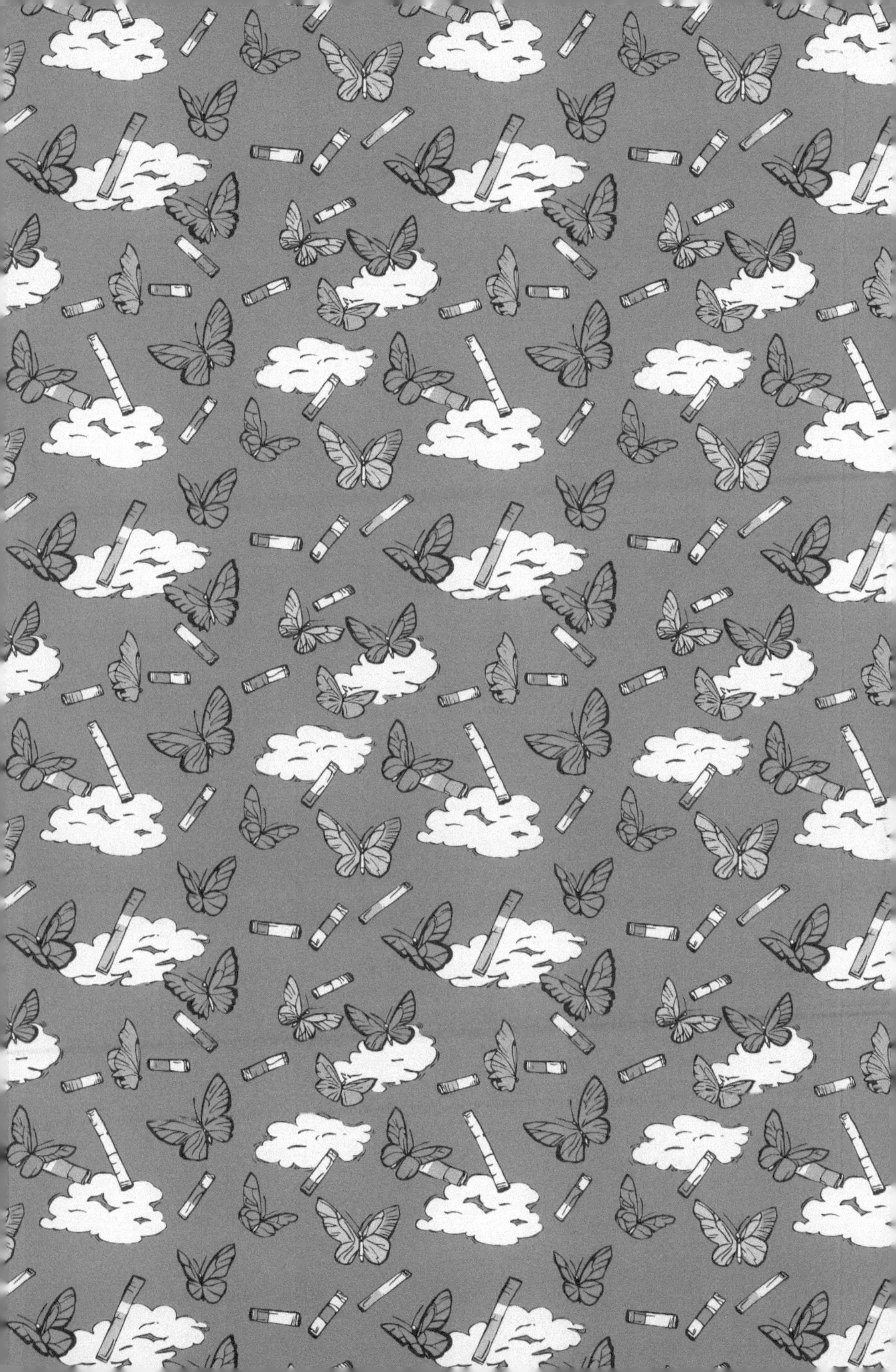

Colophon

Saage Media GmbH
c/o SpinLab – The HHL Accelerator
Spinnereistraße 7
04179 Leipzig, Germany
E-Mail: contact@SaageMedia.com
Web: www.SaageMedia.com
Commercial Register: Local Court Leipzig, HRB 42755 (Handelsregister: Amtsgericht Leipzig, HRB 42755)
Managing Director: Rico Saage (Geschäftsführer)
VAT ID Number: DE369527893 (USt-IdNr.)

Editore: Saage Media GmbH
Pubblicazione: 02.2025
Design della copertina: Saage Media GmbH
ISBN Brossura (it): 978-3-384-52168-2
ISBN Ebook (it): 978-3-384-52169-9

Note legali / Avvisi

I link esterni e i riferimenti alle fonti elencati in questo libro sono stati verificati al momento della pubblicazione. L'autore non ha alcuna influenza sulla progettazione e sui contenuti attuali e futuri delle pagine collegate. Il fornitore del sito web collegato è l'unico responsabile per contenuti illegali, errati o incompleti e per danni derivanti dall'uso o dal mancato uso delle informazioni, non chi fa riferimento alla rispettiva pubblicazione tramite link. Tutte le fonti esterne utilizzate sono elencate nella bibliografia. Nonostante l'accurato controllo dei contenuti, non ci assumiamo alcuna responsabilità per i contenuti di fonti esterne. Gli operatori delle fonti citate sono gli unici responsabili del loro contenuto. Immagini e fonti di terzi sono contrassegnate come tali. La riproduzione, l'elaborazione, la distribuzione e qualsiasi tipo di sfruttamento al di fuori dei limiti del diritto d'autore richiedono il consenso scritto dell'autore o del creatore.

Questo libro è stato tradotto dal tedesco. Non si possono escludere completamente deviazioni dall'originale o errori di traduzione. Tutte le fonti citate nel libro sono disponibili in inglese. Non ci assumiamo alcuna responsabilità per eventuali imprecisioni o malintesi di contenuto derivanti dalla traduzione.

I dati nei diagrammi che non sono esplicitamente contrassegnati con una fonte non si basano su studi ma sono ipotesi non vincolanti per una migliore visualizzazione.

Questo libro è stato creato utilizzando l'Intelligenza Artificiale (IA) e altri strumenti. Tra le altre cose, sono stati utilizzati strumenti per la ricerca, la scrittura/editing e la generazione di illustrazioni decorative. Nonostante i controlli, non si possono escludere completamente gli errori. Vorremmo sottolineare che l'uso dell'IA serve come strumento di supporto per offrire ai nostri lettori un'esperienza di lettura di alta qualità e stimolante.

I riferimenti e le citazioni contenuti in questo libro sono stati accuratamente ricercati e riprodotti nel loro significato. L'interpretazione e la presentazione del contenuto citato riflettono la comprensione dell'autore e non necessariamente corrispondono all'intenzione o all'opinione degli autori originali. Per le citazioni parafrasate, le dichiarazioni principali delle fonti originali sono state incorporate nel contesto di quest'opera secondo le migliori conoscenze e convinzioni, ma possono deviare dalle formulazioni originali e dalle sfumature di significato a causa del trasferimento e della semplificazione. Tutte le fonti utilizzate sono completamente elencate nella bibliografia e possono essere lette lì nell'originale. La responsabilità dell'interpretazione e dell'incorporazione contestuale del contenuto citato è dell'autore di questo libro. Per domande scientifiche e informazioni dettagliate, si raccomanda di consultare le fonti originali. L'autore si è sforzato di presentare argomenti scientifici complessi in modo generalmente comprensibile. Non si possono escludere semplificazioni e generalizzazioni. Non può essere fornita alcuna garanzia per l'accuratezza tecnica e la completezza delle presentazioni semplificate. La riproduzione parafrasata di citazioni e scoperte scientifiche viene effettuata coscienziosamente in conformità con la legge sulle citazioni secondo § 51 UrhG e tutte le disposizioni pertinenti sul diritto d'autore di altri paesi. Quando si semplifica, trasferisce e possibilmente traduce contenuto scientifico in un linguaggio generalmente comprensibile, si possono perdere sfumature di significato e dettagli tecnici. L'autore non rivendica diritti sulle opere citate e rispetta tutti i diritti d'autore degli autori originali. Se viene rilevato un uso non autorizzato, l'autore chiede di essere informato per prendere le misure appropriate. Per scopi accademici e quando utilizzato come riferimento scientifico, si raccomanda espressamente di consultare le fonti originali. La presentazione semplificata serve esclusivamente per informazione scientifica popolare.

Le informazioni contenute in questo libro riguardanti la disassuefazione dal fumo e dal tabacco sono state accuratamente ricercate e compilate secondo la migliore conoscenza e coscienza. Tuttavia, non si può garantire l'accuratezza e la completezza dei metodi e delle strategie presentate. Le metodologie e i consigli per la disassuefazione sono da intendersi come misure di supporto e non sostituiscono la consulenza individuale da parte di professionisti medici. Prima di iniziare un percorso di disassuefazione dal fumo, si raccomanda vivamente di consultare un medico o un consulente per le dipendenze, soprattutto in presenza di patologie preesistenti o assunzione di farmaci. Non si assume alcuna responsabilità per danni alla salute o conseguenze derivanti dall'applicazione dei metodi descritti. L'uso delle informazioni e l'attuazione dei consigli avvengono a proprio rischio. Tutti i nomi di marchi, denominazioni di prodotto e nomi commerciali sono di proprietà dei rispettivi titolari dei diritti. La menzione di prodotti e marchi è esclusivamente informativa. Le scoperte scientifiche e i risultati degli studi corrispondono allo stato al momento della stampa. Nuove ricerche e sviluppi nel campo della disassuefazione dal fumo possono portare a raccomandazioni diverse. Le fonti utilizzate e la letteratura di approfondimento sono elencate nell'appendice. Tutti i contenuti, in particolare le strategie e i programmi specificamente sviluppati per la disassuefazione dal fumo, sono protetti da copyright.

Bendis Saage

Smettere di Fumare: Come Liberarsi dal Tabagismo in Modo Naturale

Una guida pratica con metodi efficaci per superare la dipendenza dal fumo attraverso ipnosi, terapie e strategie comportamentali

104 Fonti
41 Diagrammi
21 Immagini
7 Illustrazioni

Cari lettori,

vi ringraziamo di cuore per aver scelto questo libro. Con la vostra scelta ci avete dato non solo la vostra fiducia, ma anche parte del vostro prezioso tempo. Lo apprezziamo molto.

Rinunciare al fumo è una delle decisioni sanitarie più importanti - e spesso una delle più difficili. Questo libro specialistico offre un percorso scientificamente fondato e collaudato verso una vita senza fumo. Combina le attuali scoperte della ricerca sulle dipendenze con metodi di disassuefazione comprovati, tenendo particolarmente conto delle diverse esigenze di donne e uomini. I lettori beneficiano di un approccio strutturato che affronta sia i meccanismi biologici della dipendenza da nicotina sia gli aspetti psicologici della disassuefazione dal tabacco. Strategie concrete per affrontare lo stress, il controllo del peso e le sfide sociali rendono il percorso verso la cessazione del fumo comprensibile e attuabile. Il libro accompagna in tutte le fasi della disassuefazione dal fumo - dalla preparazione alla cessazione fino alla stabilizzazione a lungo termine della libertà dal fumo. Fai il primo passo verso una vita più sana - con un compagno collaudato al tuo fianco.

Questa guida fornisce informazioni comprensibili e pratiche su un argomento complesso. Grazie a strumenti digitali autoprodotti che utilizzano anche reti neurali, siamo stati in grado di condurre ricerche approfondite. I contenuti sono stati strutturati in modo ottimale e sviluppati fino alla versione finale per fornire una panoramica ben fondata e facilmente accessibile. Il risultato: ottieni una visione completa e benefici di spiegazioni chiare ed esempi illustrativi. Anche il design visivo è stato ottimizzato attraverso questo metodo avanzato in modo da poter cogliere e utilizzare rapidamente le informazioni.

Ci impegniamo per la massima precisione, ma siamo grati per qualsiasi segnalazione di possibili errori. Visitate il nostro sito web per trovare le ultime correzioni e aggiunte a questo libro. Queste saranno incorporate anche nelle edizioni future.

Speriamo che vi piaccia leggere e scoprire cose nuove! Se avete suggerimenti, critiche o domande, attendiamo il vostro feedback. Solo attraverso uno scambio attivo con voi lettori le future edizioni e opere potranno diventare ancora migliori. Restate curiosi!

Bendis Saage

Saage Media GmbH - Squadra

- www.SaageBooks.com/it
- support@saagemedia.com
- Spinnereistraße 7 - c/o SpinLab – The HHL Accelerator, 04179 Leipzig, Germany

Accesso rapido alla conoscenza

Per garantire un'esperienza di lettura ottimale, desideriamo familiarizzarvi con le caratteristiche principali di questo libro:

- **Struttura Modulare:** Ogni capitolo è autonomo e può essere letto indipendentemente dagli altri.
- **Ricerca Approfondita:** Tutti i capitoli si basano su ricerche approfondite e sono supportati da riferimenti scientifici. I dati mostrati nei diagrammi servono per una migliore visualizzazione e si basano su ipotesi, non sui dati forniti nelle fonti. Un elenco completo delle fonti e dei crediti delle immagini si trova nell'appendice.
- **Terminologia Chiara:** I termini tecnici sottolineati sono spiegati nel glossario.
- **Riassunti dei Capitoli:** Alla fine di ogni capitolo troverete riassunti concisi che vi daranno una panoramica dei punti chiave.
- **Raccomandazioni Concrete:** Ogni sottocapitolo si conclude con un elenco di consigli specifici per aiutarvi a mettere in pratica ciò che avete imparato.

Materiali bonus aggiuntivi sul nostro sito web

Sul nostro sito web pianifichiamo di mettere a disposizione i seguenti materiali esclusivi:

- Contenuti bonus e capitoli aggiuntivi
- Un riepilogo complessivo compatto
- Una versione radiodrammatica. (In pianificazione)

Il sito web è attualmente in costruzione.

www.SaageBooks.com/it/
disassuefazione_dal_fumo-bonus-1Y1DTN

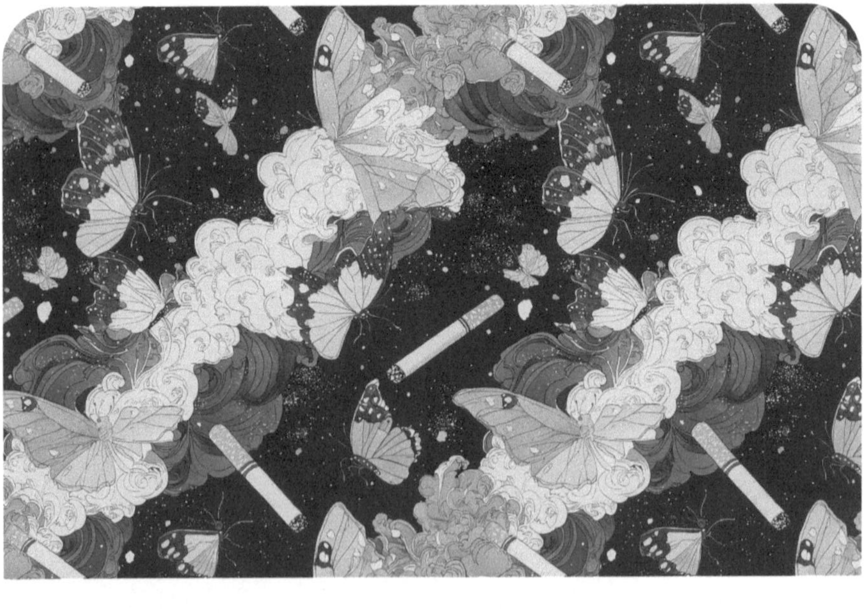

Indice

1. Fondamenti della disassuefazione dal tabacco

Perché così tante persone trovano difficile smettere di fumare, anche quando lo hanno deciso fermamente? Il percorso verso la libertà dal fumo passa attraverso la comprensione dei processi fisici e mentali che giocano un ruolo nella dipendenza da tabacco. Un'interruzione del fumo di successo si basa su metodi scientificamente fondati che considerano sia gli aspetti biologici che quelli comportamentali. Gli effetti positivi sulla salute e sulla qualità della vita sono percepibili fin dall'inizio. In questo capitolo scoprirete quali meccanismi governano la vostra dipendenza e come potete sfruttarli a vostro favore.

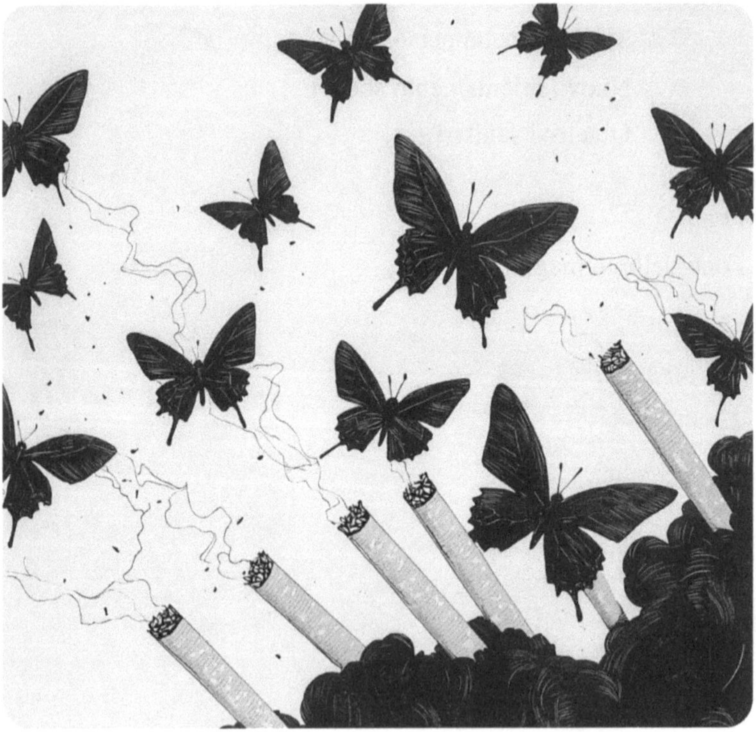

1. 1 Meccanismi biologici

La dipendenza da nicotina nasce da complesse interazioni tra nicotina e sistema nervoso. Il legame della nicotina con i recettori nel cervello influisce sul rilascio di neurotrasmettitori come la dopamina, portando a sensazioni piacevoli e al desiderio di un consumo ripetuto. Allo stesso tempo, si verificano cambiamenti neuroadattivi che causano sintomi di astinenza in caso di cessazione del fumo. Questi cambiamenti riguardano, tra l'altro, il numero e la sensibilità dei recettori, nonché il metabolismo e la regolazione dell'appetito. Anche i fattori genetici giocano un ruolo nell'effetto della nicotina e nel rischio individuale di dipendenza. Comprendere le basi biologiche della dipendenza da nicotina e aprirsi la strada verso un futuro senza fumo.

La dipendenza da nicotina è un fenomeno biologico complesso, che si origina dall'interazione della nicotina con il sistema nervoso, in particolare con il sistema di ricompensa della dopamina, ed è modulato da fattori genetici. Non è una debolezza di carattere.

Comprendere la dipendenza fisica

La dipendenza fisica dal tabacco si sviluppa attraverso meccanismi biologici complessi, che si basano essenzialmente sull'interazione della nicotina con il sistema nervoso. La nicotina si lega ai recettori nicotinici dell'acetilcolina (nAChRs), in particolare all'unità $\alpha4\beta2^*$, che è ampiamente distribuita nel cervello [s1]. Questo legame provoca il rilascio di diversi neurotrasmettitori, in particolare la dopamina. La dopamina attiva il sistema di ricompensa nel cervello, portando alle sensazioni piacevoli che i fumatori sperimentano e che motivano il consumo ripetuto [s2]. Il consumo cronico di nicotina porta a cambiamenti neuroadattivi. Il numero di nAChRs aumenta per compensare il costante afflusso di nicotina [s3]. Allo stesso tempo, si verifica anche una desensibilizzazione dei recettori, che riduce la reazione alla nicotina e porta i fumatori a necessitare di più tabacco per ottenere lo stesso effetto [s4]. Questa desensibilizzazione, unita all'aumento del numero di recettori, crea uno stato in cui il cervello è abituato a un costante apporto di nicotina. Quando l'apporto di nicotina viene interrotto, si manifestano sintomi di astinenza. Questi si verificano anche a causa di un'iperattivazione del sistema recettoriale CRF-CRF1, che è associato alle reazioni di stress [s2]. I sintomi di astinenza – come irritabilità, ansia, aumento dell'appetito o stati d'animo depressivi – intensificano il desiderio di nicotina e aumentano il rischio di ricaduta [s4]. Comprendere questi meccanismi può aiutare i fumatori a percepire la dipendenza fisica come un fenomeno biologico e non come un fallimento personale. La consapevolezza che fattori genetici influenzano la sensibilità alla nicotina e il tasso di metabolizzazione può ulteriormente promuovere la motivazione per smettere di fumare [s1]. Varianti genetiche nel gene CYP2A6, che regola il metabolismo della nicotina, possono influenzare il rischio di dipendenza [s4]. La dipendenza fisica condivide somiglianze neurobiologiche con altre dipendenze,

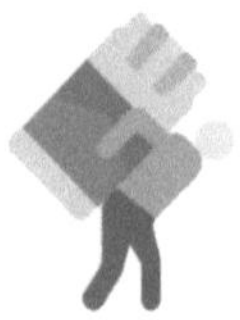

come quella da cibi ad alto contenuto calorico [s5]. In entrambi i casi, il sistema di ricompensa dopaminergico gioca un ruolo centrale e la disponibilità di recettori D2 è correlata alla gravità della dipendenza. Anche qui, un consumo cronico può portare a una diminuzione dei recettori D2 e innescare un ciclo di sovraconsumo e sintomi di astinenza [s5]. Queste parallelismi sottolineano la complessità della dipendenza e l'importanza di una considerazione globale che tenga conto sia dei fattori biologici che comportamentali [s6]. Il ruolo del microbioma nella regolazione della ricompensa e nello sviluppo della dipendenza è un campo di ricerca promettente che potrebbe consentire nuovi approcci terapeutici in futuro [s5].

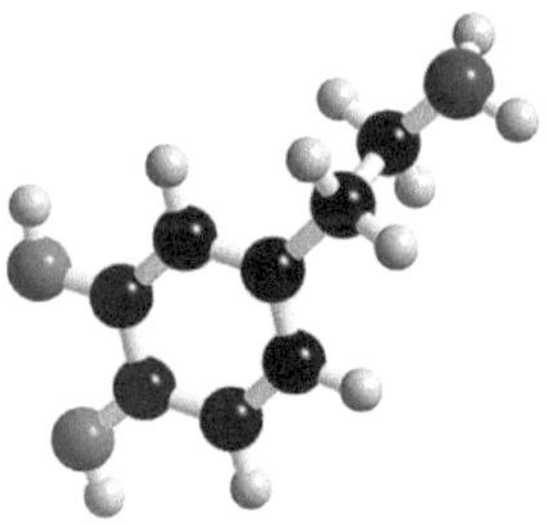

Dopamina [i1]

Utile sapere

Cambiamenti neuroadattivi

I cambiamenti neuroadattivi sono adattamenti nel cervello che si verificano in risposta al consumo cronico di nicotina. Questi cambiamenti possono influenzare il numero e la sensibilità dei recettori e portare allo sviluppo di tolleranza e dipendenza.

Desensibilizzazione

La desensibilizzazione descrive la ridotta sensibilità dei recettori nel cervello nei confronti della nicotina. Ciò porta i fumatori a necessitare sempre più nicotina nel tempo per ottenere lo stesso effetto.

Microbioma

Il microbioma, l'insieme dei microrganismi nell'intestino, può influenzare la regolazione della ricompensa e lo sviluppo della dipendenza. La ricerca sta esaminando come il microbioma moduli la reazione alla nicotina e ai sintomi di astinenza.

Neurotrasmettitori

I neurotrasmettitori sono sostanze chimiche messaggere nel cervello che trasmettono segnali tra le cellule nervose. La nicotina influisce sul rilascio di diversi neurotrasmettitori, tra cui la dopamina, contribuendo agli effetti che creano dipendenza del fumo.

Dipendenza da nicotina e sintomi di astinenza

Correlazione tra l'assunzione di nicotina e la gravità dei sintomi di astinenza.

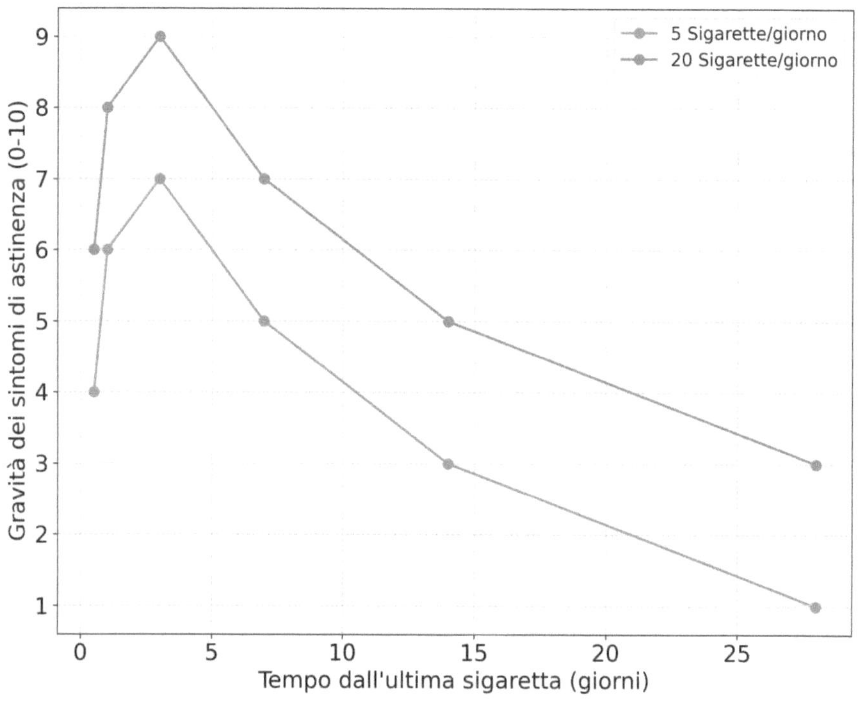

Questo grafico illustra il tipico andamento dell'astinenza da nicotina. La gravità dei sintomi raggiunge il picco entro i primi giorni dopo l'interruzione, per poi diminuire gradualmente nell'arco di diverse settimane. Maggiore è l'assunzione di nicotina (rappresentata dalle sigarette al giorno), più intensi saranno probabilmente i sintomi di astinenza. Ciò evidenzia l'importanza di un supporto personalizzato durante i tentativi di smettere, soprattutto per i forti fumatori.

Effetto della nicotina sul cervello

La nicotina influisce sulla funzione cerebrale in vari modi. Oltre al già menzionato legame con i recettori nicotinici dell'acetilcolina e alla conseguente liberazione di dopamina, la nicotina interviene anche direttamente nel metabolismo di altri neurotransmitter. Essa inibisce l'attività della monoaminossidasi, un enzima responsabile della degradazione di neurotrasmettitori come noradrenalina, serotonina e dopamina [s7]. Questa inibizione porta a un aumento della concentrazione di queste sostanze chimiche nello spazio sinaptico, il che potenzia la trasmissione del segnale e influisce sull'umore, la motivazione e l'attenzione. Pertanto, l'effetto stimolante della nicotina, di cui molti fumatori riferiscono, può essere in parte attribuito a questo meccanismo. Un altro aspetto dell'effetto della nicotina riguarda i recettori nicotinici dell'acetilcolina contenenti $\alpha 5$. Mentre i recettori $\alpha 4\beta 2$-nAChRs mediano gli effetti gratificanti della nicotina, i recettori contenenti $\alpha 5$ sembrano limitarli, mediando probabilmente gli effetti avversi di alte dosi di nicotina [s8]. Questa complessa interazione tra diversi sottotipi di recettori contribuisce alla regolazione dell'effetto della nicotina e spiega perché alcune persone reagiscono in modo più sensibile alla nicotina rispetto ad altre. Anche il ruolo del glutammato, un altro importante neurotrasmettitore, è significativo. La nicotina aumenta il rilascio di glutammato, il che stimola a sua volta i neuroni dopaminergici e contribuisce all'effetto gratificante [s8]. Durante l'astinenza, la trasmissione del glutammato diminuisce, portando a uno stato ipoglutamatergico che può intensificare sintomi di astinenza come stati depressivi o difficoltà di concentrazione [s8]. Comprendere questi processi neuronali complessi può aiutare i fumatori a comprendere meglio le basi neurobiologiche della loro dipendenza e a rafforzare la motivazione per un'interruzione. Ad esempio, la consapevolezza che la nicotina non solo attiva il sistema di ricompensa, ma interviene anche nel metabolismo di altri neurotrasmettitori e disturba l'omeostasi del glutammato, può chiarire la necessità di una completa astinenza dalla nicotina.

Utile sapere

recettori nicotinici dell'acetilcolina

I recettori nicotinici dell'acetilcolina (nAChRs) sono recettori nel cervello a cui si lega la nicotina. Il legame della nicotina a questi recettori porta all'attivazione del sistema di ricompensa e al rilascio di dopamina, il che provoca una sensazione di soddisfazione e benessere e favorisce lo sviluppo della dipendenza. Diversi sottotipi di questi recettori, come $\alpha4\beta2$ e $\alpha5$, svolgono ruoli diversi nell'effetto e nella dipendenza dalla nicotina.

monoaminossidasi

La monoaminossidasi (MAO) è un enzima che degrada neurotrasmettitori come noradrenalina, serotonina e dopamina. La nicotina inibisce l'attività della MAO, portando a un aumento della concentrazione di questi neurotrasmettitori nel cervello e potenziando gli effetti della nicotina su umore, motivazione e attenzione.

noradrenalina

La noradrenalina è un neurotrasmettitore coinvolto nella risposta allo stress e aumenta l'attenzione e la vigilanza. La nicotina influisce sul metabolismo della noradrenalina, portando a un aumento della concentrazione di noradrenalina nel cervello e spiegando l'effetto stimolante della nicotina.

L'impatto della nicotina sul cervello

Intensità di attivazione dell'area cerebrale per influenza della nicotina correlata a ricompensa, umore e cognizione.

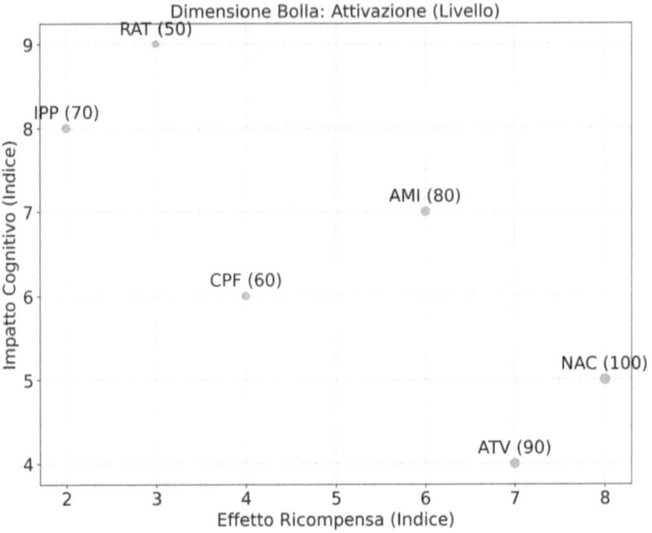

Blasengröße: Attivazione (Livello)

AMI: Amigdala (Umore)

ATV: Area Tegmentale Ventrale (Dopamina)

CPF: Corteccia Prefrontale (Processo decisionale)

IPP: Ippocampo (Memoria)

NAC: Nucleo Accumbens (Ricompensa)

RAT: Reti Attentive (Concentrazione)

Il grafico a bolle visualizza l'impatto della nicotina su varie regioni del cervello. Bolle più grandi indicano una maggiore influenza della nicotina su quella specifica area. La via della ricompensa, che coinvolge il nucleo accumbens, mostra un'attivazione prominente, spiegando la natura avvincente della nicotina. Anche le aree di regolazione dell'umore, come l'amigdala e la corteccia prefrontale, sono significativamente colpite, illustrando l'impatto della nicotina sugli stati emotivi. Anche le aree cognitive come l'ippocampo e le reti attentive mostrano attivazione, riflettendo l'influenza della nicotina sulla memoria e sulla concentrazione.

Metabolismoprocessi durante il fumo

Fumare influisce sul metabolismo in vari modi. La nicotina, il principio attivo del tabacco, non solo modifica l'attività neuronale nel cervello, ma interviene anche direttamente nel metabolismo energetico del corpo. La nicotina aumenta il consumo energetico di circa il 10% nelle 24 ore, il che può portare a una riduzione del peso corporeo con un apporto calorico costante [s9]. Questo effetto spiega in parte perché alcune persone osservano un aumento di peso dopo aver smesso di fumare. Chi smette di fumare e desidera controllare il proprio peso dovrebbe adattare la propria alimentazione e aumentare il consumo calorico attraverso l'esercizio fisico. In questo modo si può contrastare un eccessivo aumento del peso corporeo dopo la cessazione del tabacco. Oltre all'aumento del consumo energetico, la nicotina influisce anche sulla regolazione dell'appetito. Modula il rilascio di vari ormoni come la noradrenalina, la dopamina e la serotonina, che nel cervello sono coinvolti nella regolazione dell'appetito [s9]. Influenzando questi ormoni, la nicotina può sopprimere l'appetito, contribuendo così alla perdita di peso. Le interazioni tra la nicotina e il sistema dopaminergico nel cervello giocano un ruolo cruciale nello sviluppo della dipendenza da nicotina [s10]. La nicotina si lega ai recettori dell'acetilcolina, aumentando il rilascio di dopamina. Questo aumento di dopamina attiva il sistema di ricompensa nel cervello e rinforza il comportamento di fumo. Allo stesso tempo, il consumo ripetuto di nicotina porta a uno sviluppo di tolleranza, causato da una desensibilisierung dei recettori e da un cambiamento nel loro numero nel cervello [s10]. Lo sviluppo della tolleranza implica che i fumatori nel tempo necessitano di quantità sempre maggiori di nicotina per ottenere lo stesso effetto. Anche la predisposizione genetica influisce sull'effetto della nicotina e sul rischio di dipendenza. Varianti del gene CYP2A6 determinano la velocità di degradazione della nicotina nel corpo [s11]. I metabolizzatori lenti degradano la nicotina più lentamente, il che

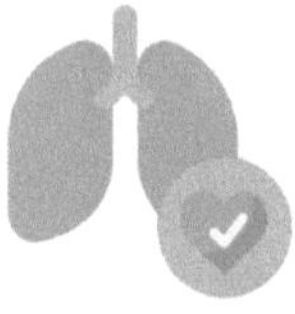

porta a una durata d'azione più lunga e a una possibile riduzione del bisogno di fumare. Al contrario, i metabolizzatori rapidi potrebbero sviluppare un maggiore bisogno di fumare, poiché il livello di nicotina nel sangue diminuisce più rapidamente.

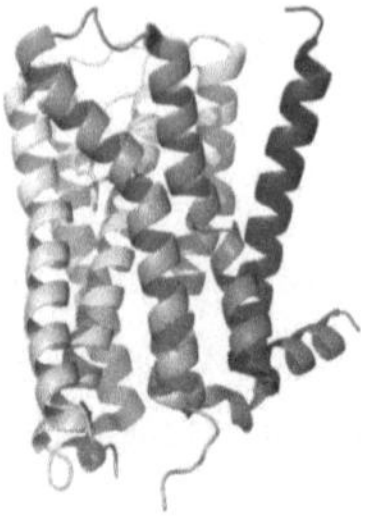

recettore dell'acetilcolina [i2]

Utile sapere

Attività neuronale

La comunicazione tra le cellule nervose nel cervello è influenzata dalla nicotina. Questo può portare a cambiamenti nell'umore, nella concentrazione e nel comportamento.

Metabolismo

I processi chimici nel corpo che producono energia e mantengono le funzioni corporee sono fortemente influenzati dal fumo. Dopo aver smesso di fumare, il metabolismo si normalizza lentamente.

Metabolizzatori

Termine che indica la velocità con cui il corpo degrada una sostanza come la nicotina. Ci sono 'metabolizzatori rapidi' e 'lenti'.

Recettori dell'acetilcolina

Recettori nel cervello a cui si lega la nicotina e che innescano il rilascio di dopamina.

Sviluppo di tolleranza

La necessità di consumare quantità sempre maggiori di nicotina per ottenere lo stesso effetto.

Effetti del fumo sul metabolismo

Influenza del fumo sui processi metabolici chiave.

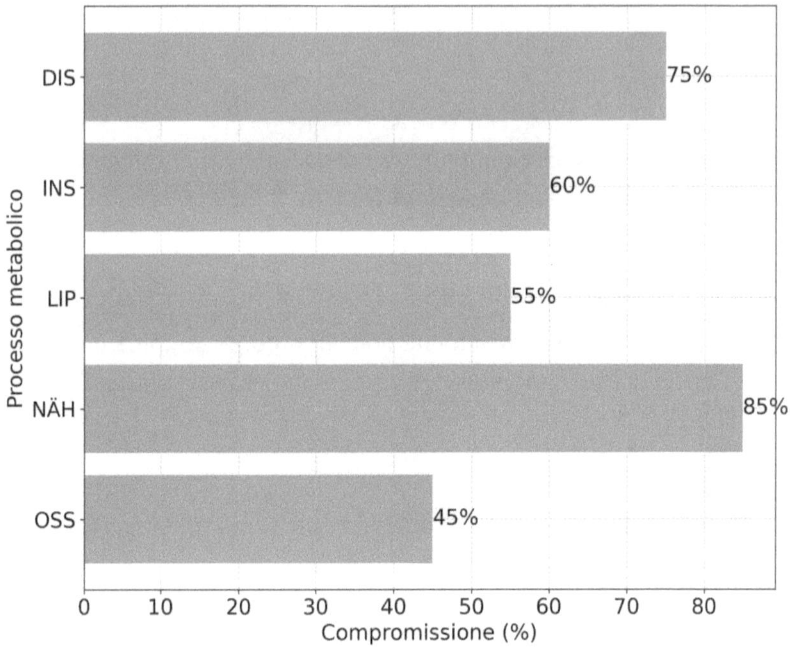

DIS: Disintossicazione

INS: Resistenza all'insulina

LIP: Metabolismo lipidico

NÄH: Assorbimento dei nutrienti

OSS: Stress ossidativo

Il diagramma a barre orizzontali visualizza la compromissione di diversi processi metabolici a causa del fumo. Un valore più alto indica un impatto negativo maggiore. In particolare, la resistenza all'insulina e lo stress ossidativo sono fortemente colpiti, il che evidenzia i rischi per la salute derivanti dal fumo. La compromissione dell'assorbimento dei nutrienti sottolinea la necessità di una dieta equilibrata durante la disassuefazione dal fumo.

Consigli concreti

- Controlla il rilascio di dopamina attraverso nuove ricompense sane come lo sport, la musica o attività creative.
- Dirigi la tua attenzione sui cambiamenti neuronali: visualizza come i tuoi recettori si rigenerano e ripristinano l'equilibrio nel cervello.
- Mangia cibi ricchi di proteine per supportare la produzione di neurotrasmettitori come dopamina e serotonina.
- Bevi a sufficienza acqua per accelerare l'eliminazione dei prodotti metabolici della nicotina e purificare il tuo sistema.
- Respira profondamente e consapevolmente per migliorare l'apporto di ossigeno al cervello e contrastare sintomi di astinenza come l'irrequietezza.
- Massaggia regolarmente le tempie e il collo per favorire la circolazione cerebrale e alleviare le tensioni.
- Trascorri del tempo nella natura per ridurre i tuoi ormoni dello stress e supportare la rigenerazione del tuo sistema nervoso.
- Sperimenta con esercizi basati sulla consapevolezza per affinare la tua percezione e riconoscere precocemente il desiderio di sigarette.
- Trova una tecnica di rilassamento che ti aiuti a gestire i sintomi fisici dell'astinenza, come il rilassamento muscolare progressivo.
- Concentrati sui cambiamenti positivi nel tuo corpo: percepisci come i tuoi sensi del gusto e dell'olfatto migliorano.
- Rifletti regolarmente sui tuoi progressi e premiati per ogni traguardo raggiunto, per rafforzare la tua motivazione.
- Circondati di persone positive che ti supportano nel tuo intento e ti danno forza nei momenti difficili.

1. 2 Aspetti psicologici

Questo capitolo esplora gli aspetti psicologici della disassuefazione dal tabacco e mostra come i modelli abituali, i legami emotivi e i comportamenti automatici rendano difficile la libertà dal fumo. Imparerete a comprendere le connessioni tra i vostri sentimenti, pensieri e il vostro comportamento di fumo. L'identificazione dei fattori scatenanti individuali e il loro cambiamento consapevole sono fondamentali per il successo. Preparatevi a decifrare i vostri modelli di fumo personali e a riconquistare il controllo sul vostro comportamento.

La comprensione dei legami psicologici ed emotivi con il fumo è la chiave per un successo duraturo nella disassuefazione dal tabacco.

Riconoscere gli schemi abituali

Riconoscere gli schemi abituali è il primo passo verso un successo nel smettere di fumare. Fumare è raramente un'azione isolata, ma è inserita nelle routine quotidiane. Questi schemi sono spesso legati a determinati stimoli e situazioni che scatenano il desiderio di fumare. Situazioni sociali possono essere, tra l'altro, un tale fattore scatenante [s12]. Molti fumatori riferiscono che fumano di più in compagnia e si sentono meglio integrati nel gruppo. Anche stimoli sensoriali come l'odore del caffè o la sensazione di un accendino in mano possono intensificare il desiderio [s13]. Il cervello impara ad associare questi stimoli alla ricompensa data dalla nicotina, portando a comportamenti automatizzati. La consapevolezza che fumare è spesso mantenuto da rinforzi positivi e negativi è cruciale [s14]. Mentre gli effetti positivi della nicotina sono immediatamente percepibili, le conseguenze negative per la salute sono spesso percepite come incerte e lontane nel tempo. L'identificazione di questi fattori scatenanti individuali è quindi essenziale per sviluppare strategie di cambiamento comportamentale [s15]. Un metodo per riconoscere i propri schemi di fumo è l'auto-osservazione. Tieni un diario del fumo per un certo periodo, annotando ogni volta quando, dove e perché hai fumato. Fai attenzione non solo alle circostanze esterne, ma anche ai tuoi stati interni: quali sentimenti e pensieri hanno preceduto il desiderio di fumare? Eri stressato, annoiato o in compagnia? Attraverso l'analisi di questo diario, puoi identificare le tue situazioni a rischio personali e comprendere meglio la funzione del fumo nella tua vita [s16]. Questa analisi ti consente di sviluppare e testare in situazioni appropriate comportamenti alternativi. Ad esempio, se noti che fumi sempre una sigaretta dopo aver mangiato, potresti provare a sostituire questo impulso con una passeggiata o un altro rituale. Attraverso la consapevolezza e la modifica dei processi abituali, interrompi le reazioni automatizzate e guadagni controllo sul tuo comportamento di fumo. Inoltre, l'auto-

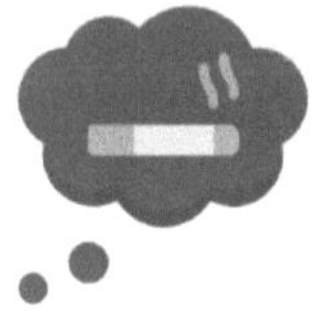

monitoraggio dei sintomi associati all'astinenza dal fumo può aiutare a comprendere meglio il legame tra sensazioni fisiche e psicologiche [s16]. È importante riconoscere che il fumo cronico causa neuroadaptive nel cervello, che possono portare a sintomi di astinenza come ansia o depressione [s17]. Comprendere queste connessioni può contribuire a chiarire malintesi sulle cause di questi sintomi e rafforzare la motivazione al cambiamento comportamentale.

Utile sapere

Auto-osservazione

Nel contesto della cessazione del fumo, l'auto-osservazione è un passo importante per riconoscere le proprie abitudini di fumo, i fattori scatenanti e gli stati emotivi associati al fumo. Questo può essere raggiunto tenendo un diario del fumo o attraverso esercizi di consapevolezza.

Comportamenti alternativi

Nel contesto della cessazione del fumo, i comportamenti alternativi sono nuove abitudini o attività utilizzate al posto del fumo per affrontare il desiderio o i fattori scatenanti. Esempi includono masticare gomme, fare sport o tecniche di rilassamento.

Fattori scatenanti comuni del fumo

Distribuzione dei comuni fattori scatenanti del fumo.

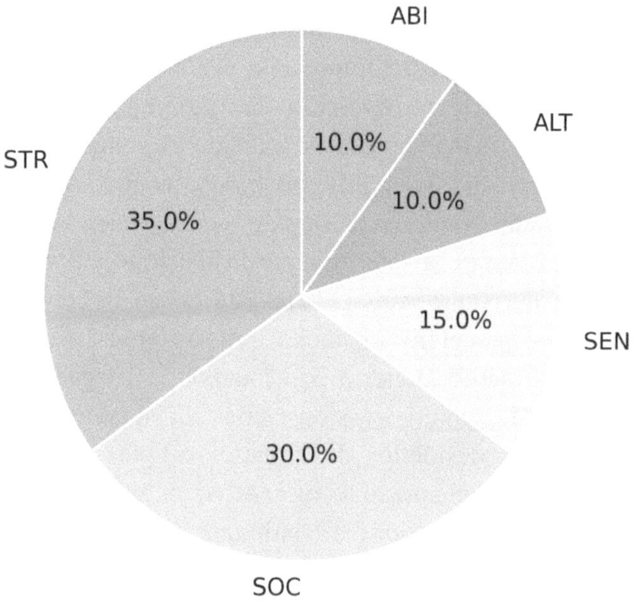

ABI: Segnali abituali (ad esempio, dopo i pasti)

ALT: Altro/Combinazione

SEN: Segnali sensoriali (ad esempio, odore, sapore)

SOC: Situazioni sociali

STR: Stress ed emozioni negative

Questo grafico evidenzia la significativa influenza dei fattori emotivi e sociali sul comportamento legato al fumo. Lo stress e le emozioni negative rappresentano una parte sostanziale dei fattori scatenanti, indicando la necessità di meccanismi di coping e tecniche di gestione dello stress nei programmi per smettere di fumare. Anche le situazioni sociali giocano un ruolo chiave, sottolineando l'importanza del supporto sociale e delle strategie per affrontare queste situazioni senza fumare. Sebbene siano presenti segnali sensoriali e abituali, affrontare gli aspetti emotivi e sociali sembra cruciale per smettere di fumare con successo.

Sciogliere i legami emotivi

Fumare è spesso profondamente integrato nel nostro equilibrio emotivo e funge da apparente strategia di coping per lo stress, la noia o le interazioni sociali. Sciogliere questi legami emotivi è un passo importante per rimanere liberi dal fumo a lungo termine. La consapevolezza e l'autoregolazione offrono un approccio efficace [s18]. Invece di valutare o sopprimere emozioni e pensieri, si tratta di osservarli in modo neutro. Ad esempio, la consapevolezza del desiderio di fumare, senza cedere immediatamente all'impulso, può aiutare a interrompere la reazione automatica e creare spazio per una decisione consapevole. Attraverso la consapevolezza, si può imparare a percepire in modo più differenziato i propri stati emotivi e fisici (interocezione) e così indebolire il legame tra emozione e sigaretta [s18]. L'auto-compassione gioca un ruolo cruciale. Invece di giudicarsi per il desiderio di fumare o per una ricaduta, un atteggiamento comprensivo e accettante promuove la motivazione a continuare a lavorare verso l'obiettivo di smettere di fumare [s18]. Gli uomini spesso esitano a cercare supporto per problemi di dipendenza, il che è in parte dovuto alla stigmatizzazione sociale e ai sentimenti di vergogna [s19]. La consapevolezza che questi sentimenti sono diffusi può aiutare a superare la soglia e a cercare aiuto professionale o a scambiare esperienze con gruppi di auto-aiuto [s19]. Superare la vergogna consente di trarre vantaggio dalle esperienze altrui e di rafforzare la propria resilienza emotiva.

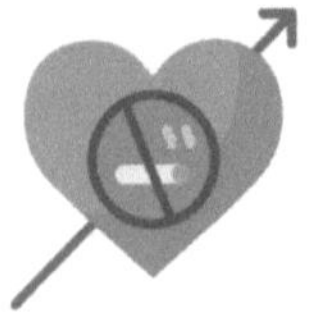

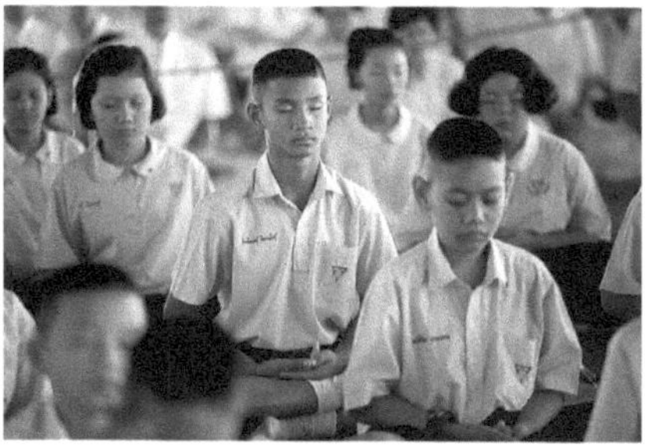

Consapevolezza [i3]

Utile sapere

Auto-compassione

L'auto-compassione significa trattarsi con gentilezza e comprensione, specialmente in caso di ricadute. Aiuta a ridurre la vergogna e le auto-accuse e a mantenere alta la motivazione per smettere di fumare.

Autoregolazione

L'autoregolazione supporta il controllo consapevole su pensieri, emozioni e comportamenti legati al fumo. Aiuta a sopprimere reazioni impulsive e a stabilire nuove abitudini sane.

Stigmatizzazione

La stigmatizzazione legata alla dipendenza descrive pregiudizi negativi e discriminazione nei confronti delle persone con problemi di dipendenza. Questa stigmatizzazione può ridurre significativamente la disponibilità a cercare aiuto.

Fattori scatenanti emotivi nella cessazione del fumo

Confronto dell'intensità dei fattori scatenanti emotivi

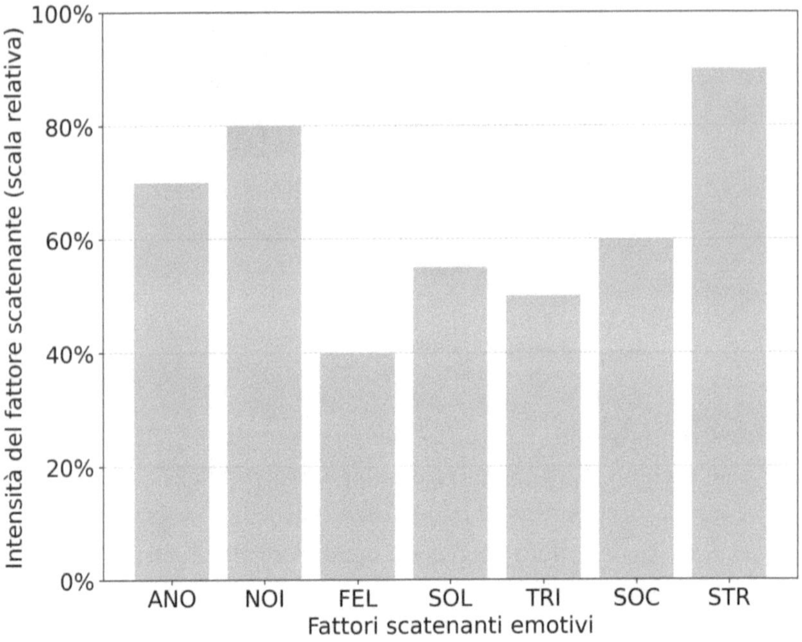

ANO: Rabbia

NOI: Noia

SOL: Solitudine

TRI: Tristezza

FEL: Felicità

SOC: Pressione sociale

STR: Stress

Questo grafico illustra la forza relativa di vari fattori scatenanti emotivi associati alle ricadute nel fumo. Lo stress e la noia sembrano essere i fattori scatenanti più potenti, suggerendo che gli interventi focalizzati sulla gestione dello stress e sulla ricerca di meccanismi di coping alternativi per la noia potrebbero essere particolarmente utili. Mentre la pressione sociale e la tristezza sono anch'esse significative, la loro influenza appare meno pronunciata. Affrontare questi fattori scatenanti con specifiche strategie di coping potrebbe migliorare sostanzialmente le possibilità di successo nella cessazione del fumo.

Interrompere gli automatismi comportamentali

Gli automatismi comportamentali, ovvero azioni abituali e inconsce, sono spesso ostacoli nel percorso verso la libertà dal fumo. Si sviluppano attraverso il legame ripetuto di determinate situazioni, emozioni o stimoli ambientali con il gesto di prendere una sigaretta. Il cervello associa questi fattori scatenanti con la presunta ricompensa data dalla nicotina, rendendo il gesto di prendere la sigaretta quasi riflesso. Per interrompere questi automatismi, è utile prima renderli consapevoli. Un diario del fumo dettagliato, che registra oltre ai momenti di fumo anche le circostanze, le emozioni e i pensieri, può fornire preziose intuizioni. Riconoscendo i fattori scatenanti personali, possono essere sviluppate strategie di contrasto mirate. Ad esempio, invece di prendere automaticamente una sigaretta dopo i pasti, si potrebbe stabilire una breve passeggiata o un rituale di rilassamento consapevole. È importante trovare comportamenti alternativi che soddisfino lo stesso scopo – sia esso il rilascio dello stress, il piacere o l'interazione sociale. In questo modo, si può gradualmente sciogliere il legame tra fattore scatenante e fumo e stabilire nuove abitudini sane. L'interruzione consapevole del flusso abituale è il primo passo per riacquistare il controllo sul proprio comportamento. Inoltre, tecniche di

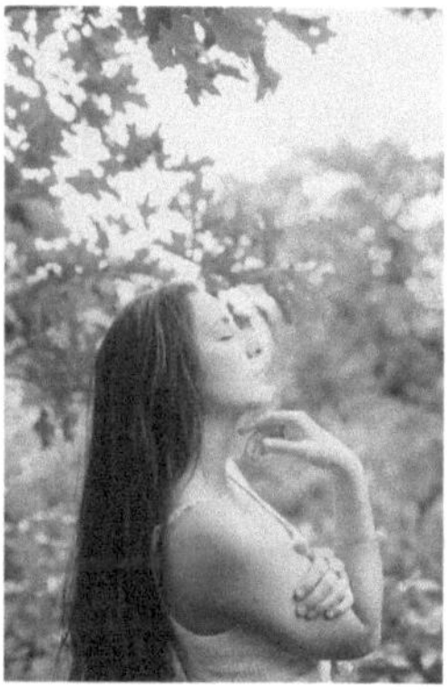

Rilassamento [i4]

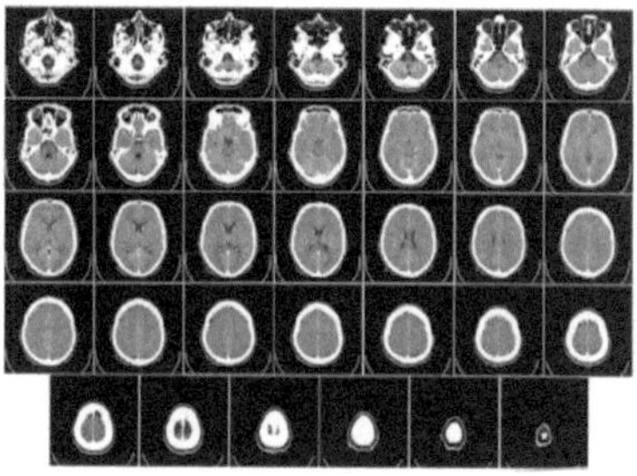

cervello [i5]

consapevolezza possono aiutare a percepire il desiderio di fumare in modo più consapevole, senza cedere immediatamente.

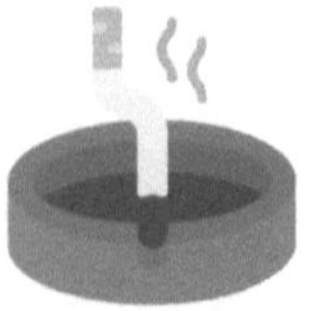

Ciò crea uno spazio per una decisione consapevole e la possibilità di scegliere modalità di azione alternative. La combinazione di strategie cognitive, come la riflessione consapevole sui fattori scatenanti del fumo, e approcci comportamentali, come l'istituzione di azioni sostitutive, aumenta la probabilità di rimanere liberi dal fumo a lungo termine. Il processo di cambiamento comportamentale richiede pazienza e auto-compassione, poiché le ricadute possono far parte del processo di apprendimento. Un supporto professionale da parte di terapeuti o gruppi di auto-aiuto può ulteriormente accompagnare e facilitare il processo di disassuefazione.

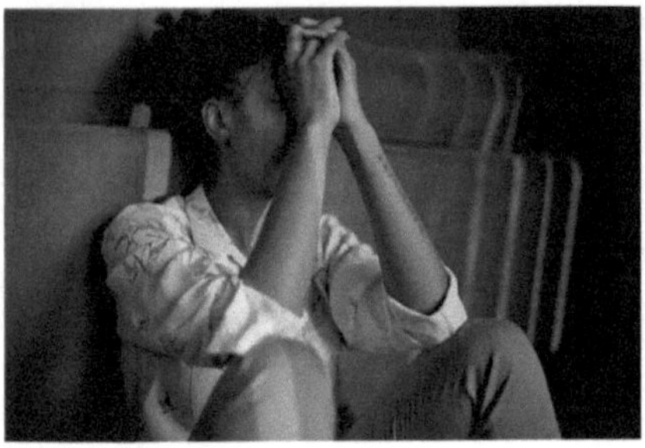

Stress [i6]

Utile sapere

Orientato al comportamento

Gli approcci orientati al comportamento si concentrano sulla modifica del comportamento di fumo stesso. Ciò include il riconoscimento dei fattori scatenanti, lo sviluppo di azioni sostitutive e l'istituzione di nuove routine che sostituiscano il fumo e riducano la probabilità di una ricaduta.

Consapevolezza

Nel contesto della disassuefazione dal fumo, la consapevolezza aiuta a percepire e accettare consapevolmente il desiderio di una sigaretta, senza cedere direttamente. Favorisce la consapevolezza di sé e consente di identificare e comprendere le emozioni e i pensieri associati al fumo, per sviluppare nuovi schemi di reazione.

Andamento giornaliero del fumo

Distribuzione tipica del fumo durante il giorno.

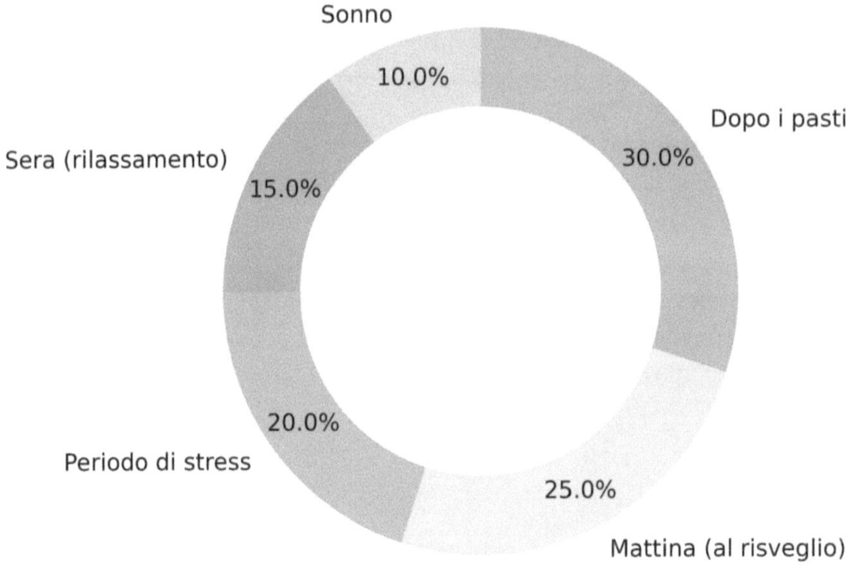

DPI: Dopo i pasti

SER: Sera (rilassamento)

STR: Periodo di stress

MAT: Mattina (al risveglio)

SON: Sonno

La maggior parte delle sigarette viene fumata al risveglio e dopo i pasti, indicando forti legami con la routine e le abitudini. Anche i periodi stressanti contribuiscono in modo significativo, evidenziando il ruolo del fumo come meccanismo di coping. Meno sigarette vengono fumate durante il sonno, riflettendo le ovvie limitazioni fisiche. Questa distribuzione suggerisce che gli interventi dovrebbero concentrarsi sull'interruzione delle routine consolidate, sullo sviluppo di strategie di coping alternative e sulla gestione del desiderio durante i periodi di picco del fumo.

Consigli concreti

- Collegate le situazioni di fumo passate a nuove esperienze positive.
- Modificate il vostro ambiente, rimuovete posacenere e altri oggetti per fumatori, per minimizzare i fattori scatenanti visivi.
- Sviluppate un mantra o una frase positiva che possiate ripetere ad alta voce o mentalmente nei momenti di desiderio.
- Utilizzate le mani per attività alternative come modellare, dipingere o suonare uno strumento, per cambiare la sensazione abituale.
- Immaginate la vostra vita futura senza fumo e concentratevi sui benefici e sulle emozioni positive ad essa associate.
- Cambiati i vostri dialoghi interni: sostituite i modelli di pensiero negativi con affermazioni positive e conversazioni con voi stessi.
- Allenate la vostra autoefficacia, ponendovi consapevolmente piccoli obiettivi raggiungibili e perseguendoli con costanza.
- Riflettete sui motivi per cui avete iniziato a fumare e quali bisogni avete compensato con esso.
- Esplorate le vostre reazioni emotive al desiderio di fumare e sviluppate strategie individuali per affrontarlo.
- Imparate a percepire e nominare le vostre emozioni in modo differenziato, per sciogliere il legame tra emozioni e comportamento di fumo.
- Sviluppate un forte "perché" per la vostra disassuefazione dal fumo, che vi serva come motivazione nei momenti difficili.
- Esercitatevi nella pazienza e nell'autoaccettazione: il percorso verso la libertà dal fumo è un processo che richiede tempo e pratica.

1. 3 Benefici per la salute

Questo capitolo mette in luce i numerosi benefici per la salute derivanti dalla cessazione del fumo. Dalla immediata miglioramento dell'apporto di ossigeno e della guarigione delle ferite fino alla riduzione a lungo termine del rischio di gravi malattie come il cancro e problemi cardiovascolari: il tuo corpo si rigenera in molti modi. Questa rigenerazione coinvolge numerosi organi e funzioni, dai polmoni all'equilibrio ormonale. Gli effetti positivi si estendono anche alla tua qualità della vita. Maggiore energia, respirazione migliorata e una forma fisica potenziata consentono uno stile di vita più attivo. Anche i vantaggi finanziari e un'esperienza gustativa più intensa sono tra le conseguenze piacevoli. Scopri di seguito in dettaglio come il tuo corpo si riprende dagli effetti del fumo e come puoi beneficiare di una vita senza fumo.

Anche una riduzione del numero di sigarette giornaliere produce effetti positivi sulla salute e rafforza la motivazione per una completa cessazione del fumo.

Fasi di rigenerazione del corpo

Dopo aver smesso di fumare, il corpo inizia immediatamente i processi di rigenerazione. Già 20 minuti dopo l'ultima sigaretta, la pressione sanguigna e la frequenza cardiaca si normalizzano. [s20] Nel giro di poche ore, il livello di monossido di carbonio nel sangue diminuisce, migliorando così l'apporto di ossigeno agli organi. [s20] Questo miglioramento dell'apporto di ossigeno è particolarmente rilevante per la guarigione delle ferite, poiché il fumo di sigaretta contiene sostanze tossiche che compromettono l'apporto di ossigeno ai tessuti, ostacolando così la rigenerazione. [s21] Chi, ad esempio, ha a che fare con una ferita da taglio noterà una guarigione più rapida dopo aver smesso di fumare. [s21] Nel giro di giorni o settimane, la funzione polmonare migliora, portando a una respirazione più facile e a maggiore energia. [s20] Le ciglia vibratili nelle vie respiratorie, responsabili della pulizia dei polmoni, iniziano a rigenerarsi e migliorano l'espulsione di muco e sostanze nocive. A lungo termine, il rischio di gravi malattie come il cancro ai polmoni, le malattie cardiovascolari e la broncopneumopatia cronica ostruttiva (BPCO) si riduce. [s22] Anche la salute delle ossa beneficia della cessazione del fumo. Fumare compromette la densità ossea e la guarigione delle fratture. [s20] Anche dopo anni di fumo, il corpo può avviare processi di guarigione dopo aver smesso, sebbene gli effetti negativi sulla densità ossea possano persistere a lungo termine. [s20] Una riduzione del numero di sigarette fumate quotidianamente può già portare a primi effetti positivi e aumentare la motivazione per una cessazione completa del fumo. [s22] Questo è particolarmente vero per le persone con BPCO e cancro ai polmoni, per le quali la relazione dose-risposta è particolarmente pronunciata. [s22] La rigenerazione del corpo dopo aver smesso di fumare è un processo continuo che si estende per anni e migliora significativamente la qualità della vita.

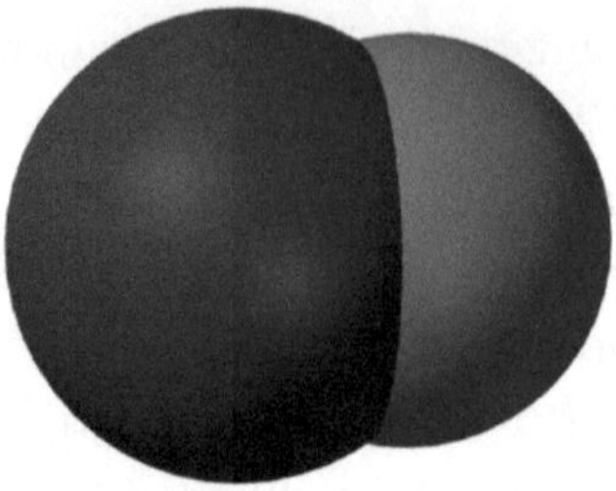

Monossido di carbonio [i7]

Utile sapere

Ciglia vibratili

Le ciglia vibratili sono piccole strutture simili a peli nelle vie respiratorie che trasportano muco e corpi estranei dai polmoni. Fumare danneggia le ciglia vibratili e compromette la loro funzione. Dopo aver smesso di fumare, le ciglia vibratili si rigenerano, migliorando la pulizia dei polmoni e riducendo il rischio di infezioni.

Monossido di carbonio

Il monossido di carbonio è un gas incolore e inodore che si forma durante il fumo. Si lega ai globuli rossi e ostacola il trasporto di ossigeno nel corpo. Dopo aver smesso di fumare, il livello di monossido di carbonio nel sangue diminuisce, portando a un migliore apporto di ossigeno agli organi e ai tessuti.

Relazione dose-risposta

La relazione dose-risposta descrive il legame tra la quantità di sostanza assunta (ad es. sigarette) e l'intensità dell'effetto sul corpo. Per i fumatori, ciò significa che più sigarette vengono fumate, più forti sono gli effetti dannosi per la salute. Una riduzione del numero di sigarette diminuisce il rischio di malattie legate al tabacco.

Rigenerazione del corpo dopo aver smesso di fumare

Miglioramento dei marker di salute nel tempo dopo aver smesso di fumare.

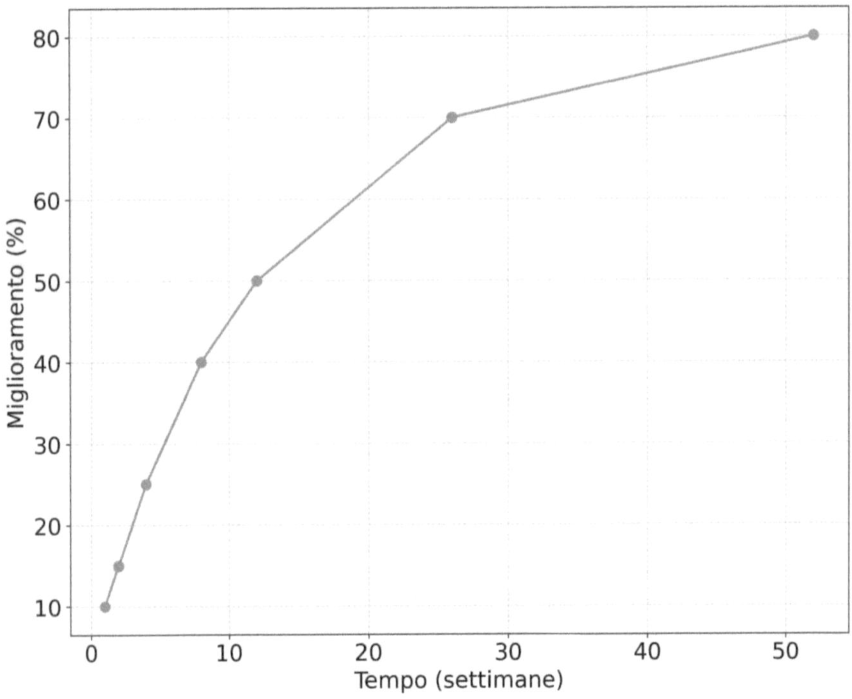

Questo grafico illustra l'impatto positivo della cessazione del fumo su vari aspetti della salute. I rapidi miglioramenti iniziali evidenziano la risposta immediata del corpo all'assenza di tossine del tabacco. Il progresso continuo, sebbene più lento, sottolinea i benefici a lungo termine dello smettere, raggiungendo infine un plateau che indica una salute migliorata e stabilizzata.

Miglioramento delle funzioni degli organi

Oltre ai miglioramenti già menzionati nella respirazione e nella guarigione delle ferite, la cessazione del fumo ha un effetto positivo su diverse altre funzioni organiche. Ad esempio, il bilancio ormonale si normalizza, il che è particolarmente rilevante per le donne, poiché i valori dopo la cessazione del fumo si avvicinano a quelli delle non fumatrici [s23]. Questo può stabilizzare il ciclo mestruale e migliorare la fertilità [s23]. Anche il metabolismo ne beneficia: la sensibilità all'insulina aumenta, riducendo il rischio di diabete di tipo 2, anche se inizialmente può verificarsi un aumento di peso [s23]. Nella cavità orale, il rischio di malattie come il cancro orale, le alterazioni della mucosa, la parodontite e la carie si riduce [s24]. Il rischio di parodontite diminuisce dopo la cessazione, avvicinandosi a quello dei non fumatori [s24]. Anche gli impianti dentali hanno una maggiore probabilità di successo dopo aver smesso di fumare, poiché il fumo è un fattore di rischio principale per la loro perdita [s24]. Inoltre, la flora orale

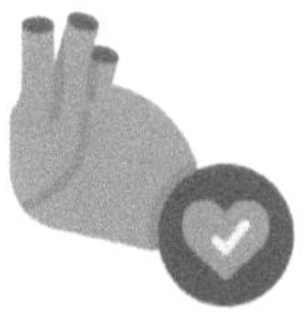

migliora, contribuendo a prevenire la carie [s24]. Si verifica anche un effetto positivo sul sistema digestivo: la funzione si normalizza gradualmente [s25]. Chi ha problemi di gonfiore o dolori addominali può alleviarli con un'attività fisica regolare [s25]. I sintomi che si manifestano sono generalmente temporanei e indicano l'adattamento del corpo all'assenza di sostanze nocive [s25].

Utile sapere

Bilancio ormonale

Dopo la cessazione del fumo, il bilancio ormonale si regola, portando a un miglioramento del benessere generale, a stati d'animo più stabili e a un ritmo sonno-veglia più sano.

Flora orale

La flora orale, l'insieme dei microrganismi nella bocca, si normalizza dopo la cessazione del fumo. Un equilibrio sano della flora orale protegge dalla carie, dalle infiammazioni gengivali e dall'alito cattivo.

Impianti dentali

Il tasso di successo degli impianti dentali aumenta notevolmente dopo la cessazione del fumo. Il fumo compromette l'integrazione degli impianti e aumenta il rischio di infezioni e complicazioni.

Sensibilità all'insulina

Una maggiore sensibilità all'insulina dopo aver smesso di fumare migliora il controllo della glicemia e riduce il rischio di complicanze come danni ai nervi e problemi cardiovascolari.

Miglioramento della funzione degli organi dopo aver smesso

Capacità polmonare e circolazione migliorano significativamente

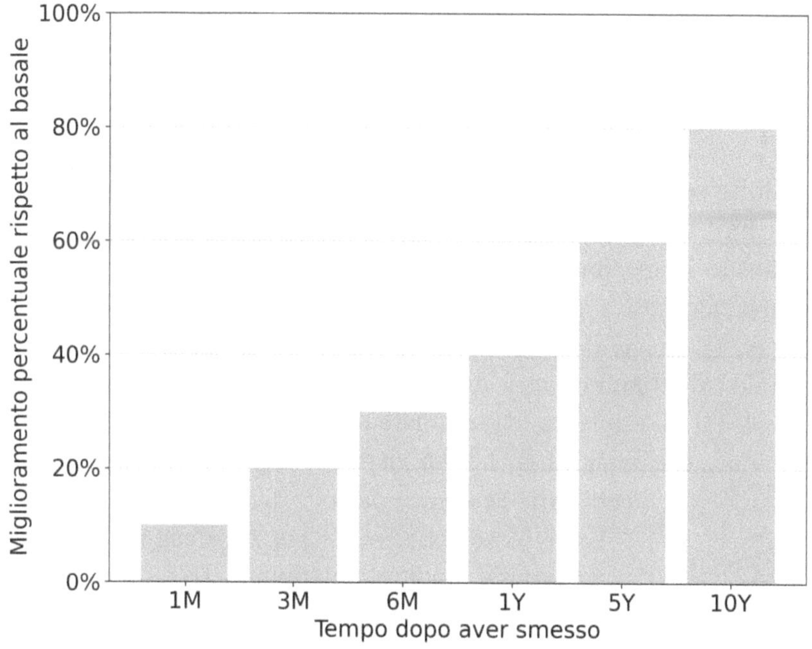

10Y: 10 Anni
1Y: 1 Anno
5Y: 5 Anni
1M: 1 Mese
3M: 3 Mesi
6M: 6 Mesi

Questi dati dimostrano chiaramente l'impatto positivo di smettere di fumare sulle funzioni chiave degli organi. La capacità polmonare e la circolazione sanguigna mostrano miglioramenti sostanziali entro i primi mesi. Mentre la rigenerazione delle ciglia richiede più tempo, la tendenza al ripristino della funzione è evidente. Nel complesso, questi miglioramenti evidenziano i significativi benefici per la salute associati alla cessazione del fumo.

Miglioramento della qualità della vita

Con la cessazione del fumo, la qualità della vita migliora su più fronti. Gli anni di vita guadagnati non sono solo più lunghi, ma anche più sani e attivi [s26] [s27]. Così, i fumatori ex possono tornare a partecipare pienamente alla vita sociale, dedicarsi ai propri hobby e trascorrere tempo con familiari e amici, senza essere limitati da mancanza di respiro o attacchi di tosse. La funzione polmonare migliorata consente di vivere nuovamente con gioia attività come sport o passeggiate. Chi prima si affaticava salendo le scale, ora può affrontare senza sforzo più piani [s27]. Anche il rischio di eventi cardiovascolari gravi come infarto o ictus diminuisce notevolmente, riducendo la paura di queste malattie e contribuendo così a una maggiore spensieratezza nella vita quotidiana [s28] [s27]. Anche dopo un infarto, l'astinenza dal tabacco aumenta le possibilità di sopravvivenza e migliora la qualità della vita legata alla salute [s28]. L'astinenza dalle sigarette ha anche un effetto positivo sulla situazione finanziaria. I soldi risparmiati possono essere utilizzati per altri desideri, sia per una vacanza, un nuovo hobby o semplicemente per una maggiore sicurezza finanziaria. Inoltre, migliorano l'olfatto e il gusto, permettendo di gustare nuovamente i pasti in modo più intenso [s29]. La cessazione del tabacco è quindi un investimento in una vita più lunga, più sana e più soddisfacente, con una maggiore qualità della vita. Il supporto di familiari e amici può ulteriormente favorire questo processo e rafforzare la motivazione [s26]. Incentivi finanziari, come ad esempio programmi bonus delle assicurazioni sanitarie, possono anche offrire una spinta motivazionale aggiuntiva e supportare così l'astinenza a lungo termine [s30].

Utile sapere

Astinenza dal tabacco

La rinuncia permanente al consumo di tabacco in qualsiasi forma. Porta a un miglioramento significativo della salute e riduce il rischio di numerose malattie.

Cardiovascolare

Si riferisce al cuore e ai vasi sanguigni. Con la cessazione del fumo, il rischio di malattie cardiovascolari come infarto e ictus diminuisce, contribuendo a una maggiore aspettativa di vita e a una migliore qualità della vita.

Aumento della qualità della vita dopo aver smesso di fumare

Miglioramento della salute e della qualità della vita

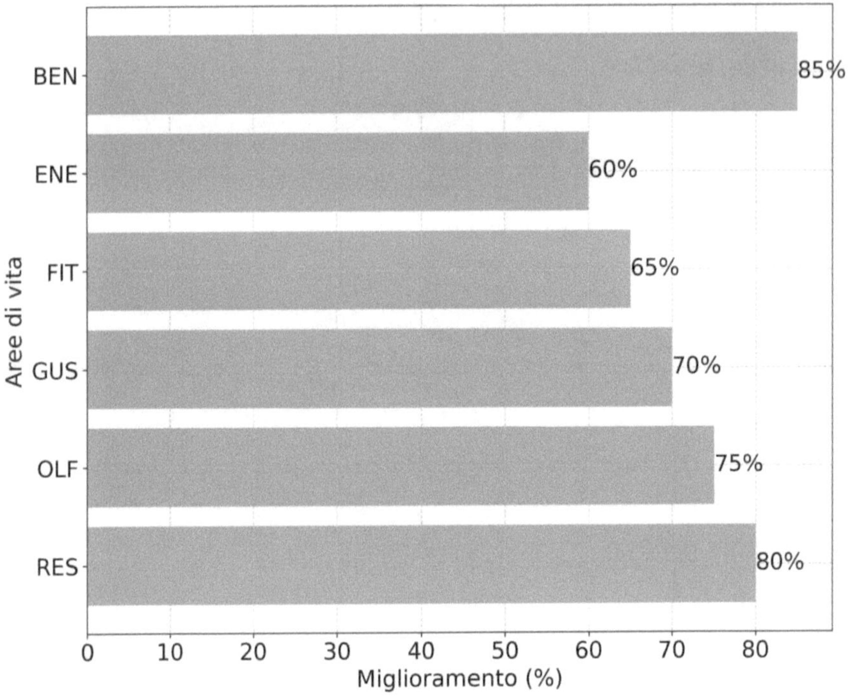

BEN: Benessere	ENE: Energia
FIT: Fitness	GUS: Gusto
OLF: Olfatto	RES: Respirazione

Il diagramma a barre visualizza l'impatto positivo dello smettere di fumare su diverse aree della vita. La respirazione migliora significativamente, seguita da un aumento di energia e fitness. Anche il gusto e l'olfatto diventano più intensi. Nel complesso, smettere di fumare porta a un miglioramento significativo del benessere.

Consigli concreti

- Pianificate consapevolmente momenti di piacere che stimolino i vostri sensi in modo sano, come il profumo di pane appena sfornato o il sapore di frutti esotici.
- Collegate la rigenerazione dei vostri polmoni alla consapevole percezione dei vostri respiri: sentite come i vostri polmoni si espandono sempre di più ad ogni inspirazione.
- Aumentate la vostra attività fisica a piccoli passi, per sperimentare gli effetti positivi della cessazione del fumo sulla vostra resistenza e sul vostro sistema cardiovascolare.
- Sfruttate la migliorata circolazione sanguigna della vostra pelle per rituali di cura: concedetevi, ad esempio, un massaggio rilassante con oli essenziali.
- Supportate la rigenerazione della vostra flora orale consumando alimenti probiotici come yogurt o kefir.
- Aspettate con gioia viaggi culinari: assaporate nuove spezie e alimenti, i cui aromi ora potete percepire in modo più intenso.
- Fissatevi un obiettivo di salute concreto che desiderate raggiungere con la cessazione del fumo, come la partecipazione a una corsa popolare.
- Celebrate i vostri successi nella cessazione del fumo concedendovi qualcosa che promuova la vostra salute e il vostro benessere, come una visita alla sauna.
- Visualizzate gli effetti positivi della cessazione del fumo sui vostri organi: immaginate come le vostre cellule vengano inondate di ossigeno fresco.
- Lasciatevi ispirare da altri che hanno smesso di fumare con successo e condividete le vostre esperienze.
- Sviluppate un rituale personale che vi ricordi la vostra cessazione del fumo e vi aiuti a mantenere alta la motivazione nel lungo termine.

Revisione - 1. Fondamenti della disassuefazione dal tabacco

"La decisione di smettere di fumare è un passo significativo verso una vita più sana. Il percorso verso la libertà dal fumo può sembrare impegnativo, ma comprendere i meccanismi sottostanti della dipendenza da nicotina può aiutarvi a affrontare con successo questa sfida. La nicotina influisce sul vostro cervello attivando il sistema di ricompensa e creando una sensazione di soddisfazione. Tuttavia, questo effetto porta a una dipendenza fisica, che si manifesta con sintomi di astinenza sgradevoli quando si smette di fumare. Questi sintomi, come irritabilità, ansia o difficoltà di concentrazione, sono però temporanei e rappresentano un segno che il vostro corpo si sta liberando dalla dipendenza da nicotina. Tenete presente che anche il vostro metabolismo è influenzato dal fumo. La nicotina interferisce con il bilancio energetico e la regolazione dell'appetito, il che può portare a un aumento di peso dopo aver smesso di fumare. Tuttavia, con una dieta consapevole e un'attività fisica regolare, potete contrastare efficacemente questo aumento di peso.

Un aspetto importante della disassuefazione dal tabacco è riconoscere le vostre abitudini di fumo individuali. Analizzate in quali situazioni ricorrete alla sigaretta: è il caffè del mattino, lo stress lavorativo o la socialità della sera? Tenete un diario del fumo per identificare i vostri fattori scatenanti e sviluppare comportamenti alternativi. Se, ad esempio, vi rendete conto che fumate in situazioni di stress, potreste imparare tecniche di rilassamento come lo yoga o la meditazione. Sostituite la sigaretta dopo i pasti con una breve passeggiata o una chiacchierata con un amico. Rompendo consapevolmente questi automatismi comportamentali, riacquisterete gradualmente il controllo sul vostro comportamento di fumo. Non dimenticate che fumare spesso svolge anche una funzione emotiva. Esercizi di consapevolezza possono aiutarvi a osservare i vostri sentimenti e pensieri in modo neutrale, liberando così il legame emotivo con la sigaretta. Siate indulgenti con voi stessi se sperimentate una ricaduta. Ogni tentativo di smettere di fumare è un passo nella giusta direzione.

La rigenerazione del vostro corpo inizia immediatamente dopo l'ultima sigaretta. La vostra funzione polmonare migliora, il rischio di malattie cardiovascolari dimin

2. Metodi per smettere di fumare

Perché così tante persone falliscono nel tentativo di smettere di fumare? Il percorso verso una vita senza fumo si snoda attraverso diversi sentieri, che possono essere combinati in modo individuale. Dalle tradizionali approcci medici a metodi alternativi, oggi è disponibile un ampio spettro di possibilità. La scienza ha fatto enormi progressi negli ultimi anni nella comprensione della dipendenza da nicotina e ha sviluppato nuove strategie efficaci per smettere. In questo capitolo scoprirete quale metodo è più adatto al vostro percorso personale verso la libertà dal fumo.

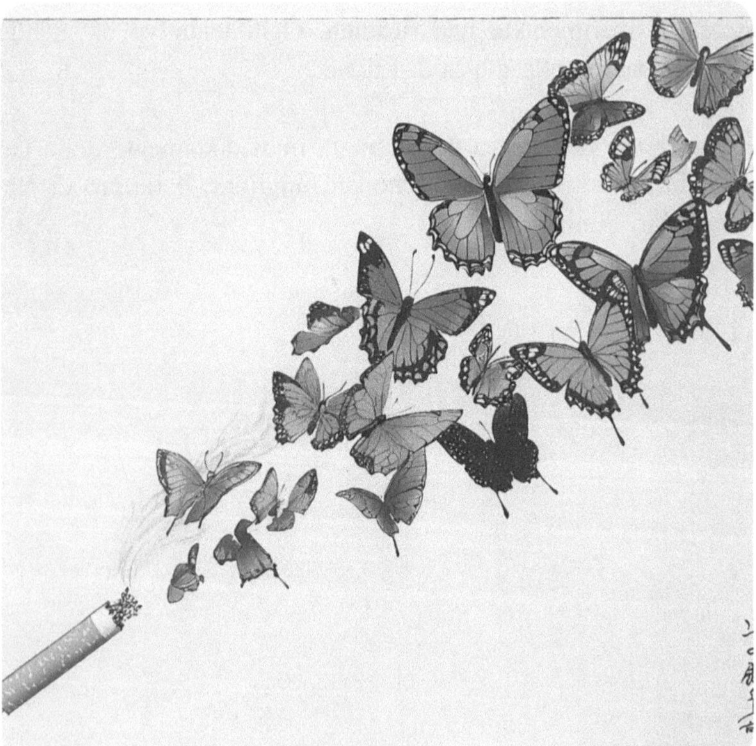

2. 1 Trattamento farmacologico

I trattamenti farmacologici offrono un supporto efficace per smettere di fumare, alleviando i sintomi fisici di astinenza e il desiderio di nicotina. Diversi farmaci, tra cui i sostituti della nicotina e le sostanze soggette a prescrizione, agiscono in modi differenti sul sistema nervoso. Oltre ai potenziali benefici, alcuni farmaci comportano anche rischi ed effetti collaterali che devono essere considerati individualmente. Scoprite in questo capitolo quali opzioni farmacologiche possono aiutarvi nel vostro percorso verso una vita senza fumo.

La combinazione di terapia farmacologica per smettere di fumare (ad esempio, terapia sostitutiva con nicotina, farmaci su prescrizione) con misure di terapia comportamentale aumenta significativamente le probabilità di successo.

Terapia sostitutiva della nicotina

Terapia sostitutiva della nicotina (NET) supporta i fumatori nel cessare di fumare, fornendo nicotina senza fumi di tabacco [s31]. Allevia i sintomi da astinenza e il desiderio di nicotina, stimolando gli stessi recettori nel cervello delle sigarette [s31]. NET è disponibile in diverse forme, come cerotti, gomme da masticare, compresse da succhiare, spray nasali e inalatori [s31]. La scelta della forma appropriata dipende dalle preferenze e dai bisogni individuali. Ad esempio, un cerotto per nicotina rilascia nicotina in modo continuo durante il giorno, mentre le gomme o le compresse possono essere utilizzate in caso di desiderio acuto. La combinazione di NET con terapie comportamentali aumenta ulteriormente le probabilità di successo [s31]. Gli studi mostrano che i fumatori che ricevono questo trattamento combinato raggiungono tassi di astinenza più elevati rispetto a quelli con supporto minimo [s31]. Linee guida basate sull'evidenza raccomandano l'uso routinario di NET, specialmente per i fumatori con forte dipendenza [s32]. Nelle cliniche specializzate, si possono raggiungere tassi di successo fino al 40% [s32]. L'efficacia della NET può variare a seconda della forma di somministrazione e di fattori individuali [s33]. Anche la copertura totale dei costi per i prodotti NET da banco e su prescrizione può aumentare l'utilizzo dei servizi di disassuefazione dal fumo, in particolare per le persone con disturbi da dipendenza [s34]. Sebbene le applicazioni combinate di NET possano inizialmente mostrare tassi di astinenza più elevati, a lungo termine non portano necessariamente a risultati migliori rispetto ad altre terapie [s35]. La dose standard di NET non è efficace per tutti i fumatori [s36]. Pertanto, si sta studiando se una dose personalizzata migliori le probabilità di successo [s36]. Anche la farmacogenetica esamina come le variazioni genetiche influenzano la risposta alla terapia e come la cura possa essere personalizzata [s37].

Utile sapere

Linee guida basate sull'evidenza

Le linee guida basate sull'evidenza riassumono le attuali scoperte scientifiche su un determinato argomento e forniscono raccomandazioni per la pratica medica. Servono come base per le decisioni terapeutiche e mirano a garantire la qualità dell'assistenza.

Terapia sostitutiva della nicotina

La terapia sostitutiva della nicotina allevia i sintomi di astinenza che possono verificarsi durante il tentativo di smettere di fumare, come irritabilità, difficoltà di concentrazione e disturbi del sonno. Aiuta a controllare il desiderio di fumare e facilita la transizione verso una vita senza fumo.

Terapia comportamentale

Le terapie comportamentali aiutano i fumatori a modificare le loro abitudini e i modelli comportamentali legati al fumo. Imparano a identificare i fattori scatenanti del desiderio di fumare e a sviluppare strategie alternative di coping per non ricorrere alla sigaretta in situazioni difficili.

Quota di mercato NRT

Distribuzione dei prodotti NRT.

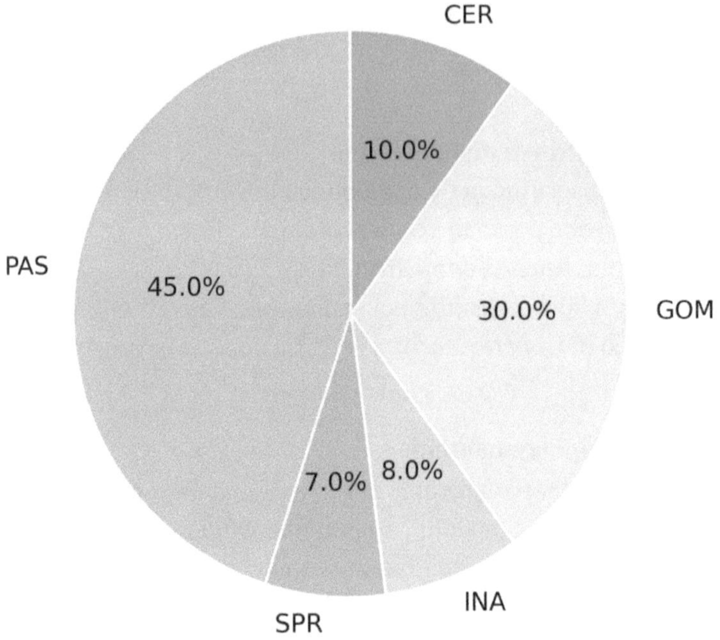

CER: Cerotti

GOM: Gomme

INA: Inalatori

PAS: Pastiglie

SPR: Spray

I cerotti rappresentano il segmento più grande del mercato NRT, suggerendo una preferenza per la loro praticità e la somministrazione costante di nicotina. Le gomme detengono una quota sostanziale, probabilmente attraenti per coloro che desiderano un maggiore controllo sull'assunzione di nicotina. Pastiglie, inalatori e spray detengono quote di mercato inferiori, probabilmente a causa di fattori come costo, efficacia o preferenze dell'utente.

Preparati soggetti a prescrizione medica

I farmaci soggetti a prescrizione offrono ai fumatori ulteriori possibilità per superare la dipendenza da tabacco. Oltre ai preparati sostitutivi della nicotina, ci sono altre sostanze approvate che supportano il percorso verso la libertà dal fumo. [s38] Alcuni di questi farmaci sono stati originariamente sviluppati per altre indicazioni, ma si sono dimostrati efficaci anche nella disassuefazione dal fumo, raggiungendo un'efficacia comparabile a quella delle terapie sostitutive della nicotina. [s38] Agiscono riducendo il desiderio di nicotina e aumentando così la probabilità di un'interruzione del fumo di successo. In alcuni studi, hanno persino superato l'efficacia delle terapie sostitutive della nicotina. [s38] In particolare, per i fumatori con disturbi psichiatrici, alcuni farmaci soggetti a prescrizione possono essere un'opzione efficace. Gli studi mostrano che una sostanza in questo gruppo di pazienti ha ottenuto tassi di successo più elevati rispetto a un altro metodo dopo due anni, sebbene il tasso di prescrizione di questa sostanza fosse inferiore. [s39] È importante notare che per alcuni preparati, come ad esempio un agonista parziale dei recettori colinergici nicotinici $\alpha4\beta2$, sono stati osservati cambiamenti comportamentali, inclusi pensieri suicidari. [s40] Tuttavia, non esiste una relazione causale confermata tra l'assunzione del farmaco e questi sintomi. [s40] La combinazione di farmaci soggetti a prescrizione con misure terapeutiche comportamentali può ulteriormente aumentare le probabilità di successo. [s41] Tuttavia, l'accesso a questi farmaci può essere ostacolato da vari fattori, come ad esempio l'offerta limitata di trattamenti in alcune strutture o restrizioni nella copertura dei costi. [s42] Per garantire un trattamento ottimale, è quindi consigliabile discutere le diverse opzioni con un medico o un altro professionista qualificato e considerare le esigenze e le condizioni individuali. Ad esempio, la scelta del farmaco appropriato può avvenire in base a

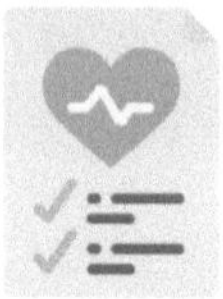

disturbi psichiatrici esistenti, al fine di massimizzare l'efficacia della terapia e minimizzare i rischi potenziali. [s39]

Utile sapere

Misure terapeutiche comportamentali

Le misure terapeutiche comportamentali mirano a modificare comportamenti sfavorevoli, come il fumo. Comprendono tecniche come l'apprendimento di strategie di coping per situazioni a rischio o lo sviluppo di comportamenti sostitutivi.

Preparati sostitutivi della nicotina

I preparati sostitutivi della nicotina, come cerotti, gomme da masticare o inalatori, forniscono nicotina in dosaggio controllato per alleviare i sintomi di astinenza e ridurre il desiderio di sigarette.

Efficacia dei farmaci per smettere di fumare

Confronto dei tassi di abbandono

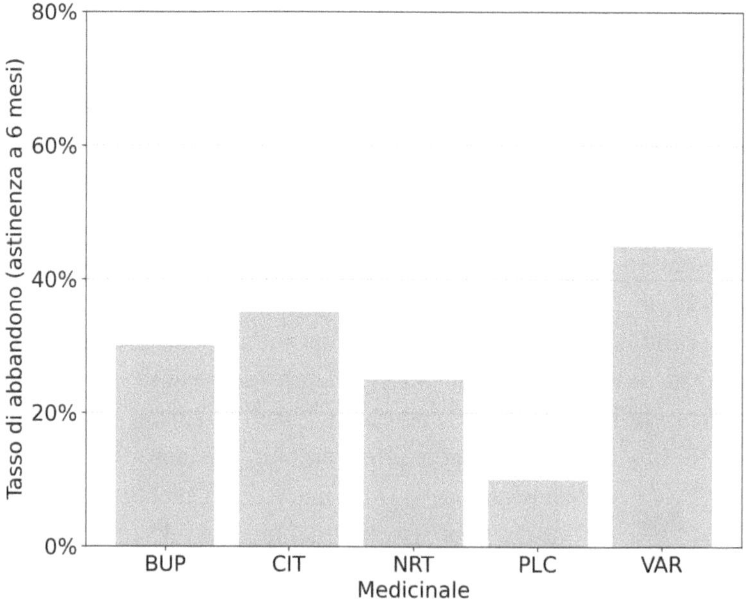

BUP: Bupropione

CIT: Citisina

NRT: Terapia nicotinica sostitutiva (combinata)

PLC: Placebo

VAR: Vareniclina

Questo grafico confronta visivamente l'efficacia relativa di diversi farmaci nell'aiutare a smettere di fumare. Mentre la vareniclina mostra il più alto tasso di abbandono, il bupropione e la terapia nicotinica sostitutiva (NRT) offrono anche miglioramenti significativi rispetto al placebo. La scelta del farmaco deve essere effettuata in consultazione con un professionista sanitario, considerando i fattori individuali e i potenziali effetti collaterali.

Alternative vegetali

Le alternative vegetali per smettere di fumare sono spesso discusse, ma la loro efficacia non è scientificamente dimostrata in modo chiaro. Mentre alcuni preparati vegetali possono avere un effetto calmante o ansiolitico che allevia i sintomi di astinenza, non ci sono studi che dimostrino un'efficacia comparabile a quella delle terapie farmacologiche consolidate. Ad esempio, l'iperico o la valeriana possono aiutare nella gestione dello stress, ma non sostituiscono l'azione mirata dei nikotinersatzpraeparaten o dei farmaci soggetti a prescrizione, che agiscono direttamente sui recettori della nicotina nel cervello. [s43] I vaccini contro la nicotina, attualmente in fase di ricerca, rappresentano un altro approccio, impedendo il legame della nicotina a questi recettori. [s44] Questi vaccini potrebbero svolgere un ruolo importante nella prevenzione delle ricadute in futuro, ma non sono ancora disponibili come opzione terapeutica. È importante notare che i rimedi vegetali possono avere interazioni con altri farmaci. Pertanto, i fumatori che considerano alternative vegetali dovrebbero discuterne assolutamente con il proprio medico, soprattutto se stanno già assumendo altri farmaci o hanno patologie preesistenti. [s43]

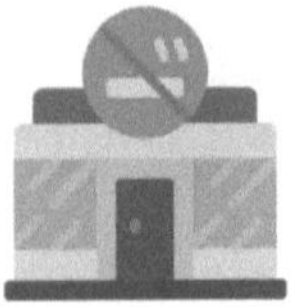

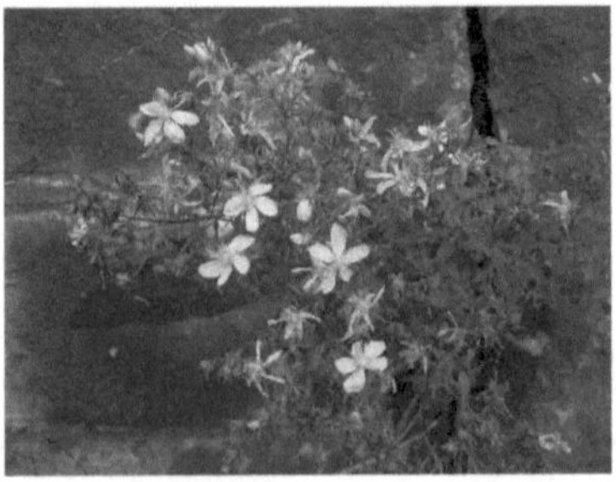

Iperico [i8]

Utile sapere

Farmaci soggetti a prescrizione

I farmaci soggetti a prescrizione, come il bupropione o la vareniclina, agiscono in modi diversi nel cervello per combattere la dipendenza da nicotina. Possono alleviare i sintomi di astinenza, ridurre il desiderio di nicotina o diminuire l'effetto gratificante del fumo.

Interazioni

Le interazioni tra farmaci possono verificarsi quando più farmaci vengono assunti contemporaneamente. Questo può portare a effetti collaterali indesiderati o a una ridotta efficacia dei farmaci. Quando si assumono rimedi vegetali in combinazione con altri farmaci, è consigliabile prestare attenzione e consultare un medico.

Recettori della nicotina

I recettori della nicotina sono siti di legame speciali nel cervello, ai quali si lega la nicotina e sviluppa il suo effetto che provoca dipendenza. I farmaci possono bloccare o stimolare questi recettori per alleviare i sintomi di astinenza o ridurre il desiderio di nicotina.

Alternative Erboristiche per Smettere di Fumare

Proporzioni di rimedi erboristici usati per smettere di fumare.

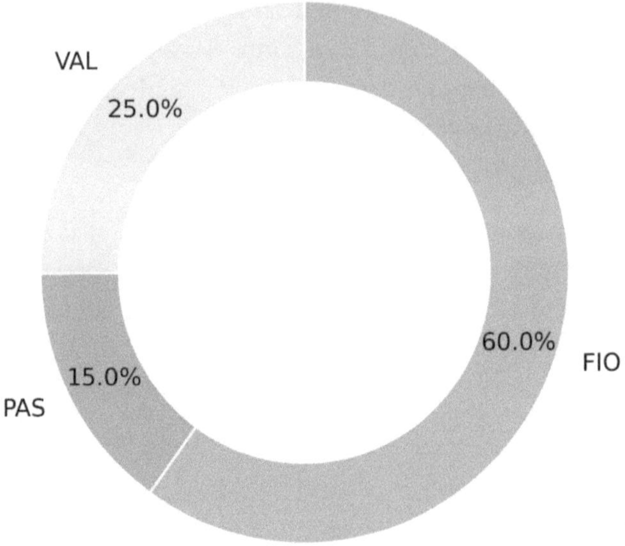

- FIO: Fiori di Bach
- PAS: Passiflora
- VAL: Valeriana

L'erba di San Giovanni rappresenta la porzione maggiore di ausili erboristici per smettere di fumare, suggerendo la sua popolarità tra gli utenti. Mentre altre opzioni come la valeriana e il passiflora vengono anche utilizzate, le loro proporzioni inferiori possono indicare una minore efficacia, una minore consapevolezza tra i fumatori o la preferenza per altri metodi. Ulteriori ricerche potrebbero esplorare le ragioni alla base di queste differenze nell'utilizzo.

Consigli concreti

- Discuti con il tuo medico la possibilità di una dosaggio personalizzato dei tuoi farmaci, che vada oltre le linee guida standard.
- Tieni un diario del tuo desiderio e degli effetti dei farmaci, per adattare la terapia insieme al tuo medico.
- Valuta la combinazione di diversi approcci farmacologici, ma assicurati di discuterne prima con il tuo medico.
- Informati sui nuovi risultati della ricerca nel campo della disassuefazione farmacologica dal fumo e discutine con il tuo medico.
- Non esitare a chiedere un secondo parere medico se non sei soddisfatto dell'attuale trattamento farmacologico.
- Chiedi al tuo medico quali misure di supporto possono potenziare l'efficacia dei farmaci, come le tecniche di rilassamento.
- Fissa appuntamenti regolari con il tuo medico per monitorare il decorso del trattamento e adattare la terapia se necessario.
- Chiedi al tuo medico di spiegarti in dettaglio il funzionamento dei farmaci prescritti, per favorire la tua accettazione e collaborazione.
- Parla apertamente con il tuo medico dei possibili effetti collaterali dei farmaci e sviluppa insieme strategie per affrontarli.
- Documenta le tue esperienze con il trattamento farmacologico, per monitorare i tuoi progressi e rafforzare la tua motivazione.
- Sfrutta il supporto di gruppi di autoaiuto o forum online per confrontarti con altri fumatori che assumono anch'essi farmaci.
- Sii paziente con te stesso e con la terapia farmacologica: l'effetto può manifestarsi a velocità diverse.

2. 2 Approcci terapeutici

Questo capitolo esplora gli approcci terapeutici per smettere di fumare. La sfida consiste nel superare sia la dipendenza fisica da nicotina che le abitudini psicologiche. Diverse forme di terapia offrono strategie per identificare i fattori scatenanti del desiderio di fumare, apprendere meccanismi di coping alternativi e rafforzare la motivazione all'astinenza. Scoprite di seguito quale metodo terapeutico si adatta meglio a voi.

Un'interruzione del fumo di successo richiede spesso un approccio multidisciplinare che combina diverse forme di terapia per trattare sia la dipendenza fisica che quella psicologica.

Misure di terapia comportamentale

Le misure di terapia comportamentale offrono una serie di strategie per smettere di fumare. Queste strategie aiutano a modificare i pensieri e i comportamenti associati al fumo. Ad esempio, la terapia cognitivo-comportamentale (TCC) prevede l'identificazione dei fattori scatenanti per il desiderio di fumare e l'apprendimento di strategie di coping per non fumare in queste situazioni [s45]. Un fumatore potrebbe, ad esempio, rendersi conto che lo stress è un fattore scatenante comune. Attraverso la TCC, impara a gestire le situazioni di stress in modo più efficace, ad esempio attraverso tecniche di rilassamento o strategie di problem-solving, invece di ricorrere alla sigaretta. Un altro approccio è l'Intervista Motivazionale. Qui, la motivazione del fumatore a smettere viene rafforzata valutando i pro e i contro del fumo e attivando le proprie risorse [s45]. Le terapie basate sulla consapevolezza promuovono la consapevolezza dei pensieri e delle emozioni, senza reagire [s45]. In questo modo, il fumatore può imparare ad accettare il desiderio di sigarette come un sentimento temporaneo, senza dover cedere. La gestione delle contingenze è un'altra misura di terapia comportamentale, in cui viene utilizzato il rinforzo positivo per promuovere l'astinenza dal fumo [s46]. Anche la combinazione di terapia comportamentale con supporto farmacologico può aumentare le probabilità di successo [s47]. Ad esempio, i sostituti della nicotina o altri farmaci possono alleviare i

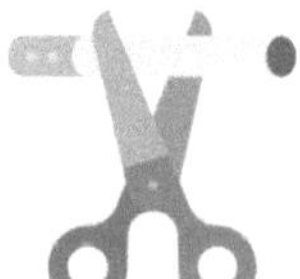

sintomi fisici di astinenza, mentre la terapia comportamentale affronta la dipendenza psicologica. Il supporto può avvenire in vari modi: di persona, telefonicamente, via SMS o online [s47]. In particolare, per i giovani tra i 14 e i 20 anni, viene promossa lo sviluppo di interventi specifici di terapia comportamentale [s46]. Anche per determinate popolazioni, come le donne in gravidanza o i membri di minoranze etniche, ci sono programmi adattati [s46]. Per le donne in gravidanza, la combinazione di incentivi e terapia comportamentale si è dimostrata particolarmente efficace [s45]. Le interventi supportati dalla tecnologia, come app o programmi online, offrono un ulteriore modo per supportare la cessazione del fumo e aumentare la probabilità di successo [s45].

Efficacia delle terapie per smettere di fumare

Efficacia e costo di diverse terapie per smettere di fumare.

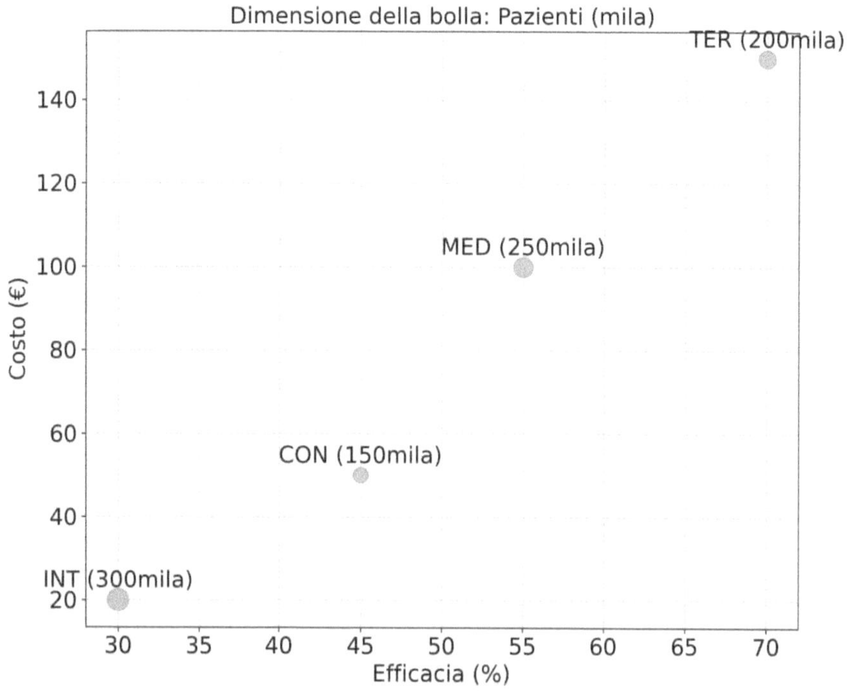

Blasengröße: Pazienti (mila)

CON: Consulenza

MED: Farmaci

INT: Intervento breve

TER: Terapia combinata

La terapia combinata (consulenza e farmaci) sembra essere l'approccio più efficace, sebbene abbia anche il costo più elevato. Mentre la consulenza individuale mostra un'efficacia moderata, il suo costo è relativamente basso. I farmaci da soli offrono un equilibrio tra costo ed efficacia e gli interventi brevi, sebbene meno efficaci, sono l'opzione più conveniente.

Procedure neuroterapeutiche

Le procedure neuroterapeutiche stanno guadagnando sempre più importanza nel trattamento della dipendenza da tabacco. Questi approcci mirano ai meccanismi neuronali alla base della dipendenza. Ad esempio, il Cannabidiolo (CBD) potrebbe influenzare la percezione del desiderio di fumare, agendo sui processi neurocognitivi [s48]. Potrebbe essere coinvolta la normalizzazione dell'anandamide attraverso l'inibizione della Fettsäureamid-Hydrolase (FAAH) [s48]. Oltre al trattamento farmacologico, specifiche interventi psicoterapeutici possono influenzare i processi neuronali. Trattamenti basati sulla consapevolezza offrono un'alternativa alle tradizionali terapie di gruppo, con tassi di successo comparabili in termini di astinenza a lungo termine [s49]. La consapevolezza dei sentimenti e dei pensieri che scatenano la dipendenza, senza cedere a essi, può modificare le connessioni neuronali che controllano il desiderio di fumare. L'efficacia dei trattamenti basati sulla consapevolezza potrebbe essere ulteriormente ottimizzata in futuro attraverso un adattamento mirato a gruppi specifici [s49]. Un altro aspetto importante è la sensibilità all'ansia, che aumenta il rischio di ricaduta, soprattutto nelle prime settimane di astinenza [s50]. Pertanto, i fumatori con alta sensibilità all'ansia potrebbero beneficiare di trattamenti specializzati che forniscono strategie per affrontare l'ansia [s50]. Per lo sviluppo di nuovi farmaci per la disassuefazione dal fumo, sono stati sviluppati metodi di test efficienti che accelerano l'identificazione di sostanze efficaci [s51]. Questi metodi considerano la motivazione intrinseca dei partecipanti, ovvero il desiderio di smettere di fumare per motivi personali [s51]. Le scoperte della ricerca neuroterapeutica contribuiscono a migliorare continuamente gli approcci terapeutici e ad adattarli alle esigenze degli interessati.

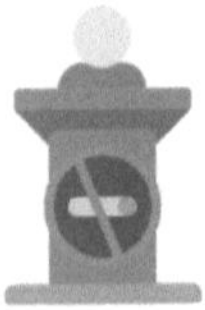

Fettsäureamid-Hydrolase (FAAH)

La Fettsäureamid-Hydrolase è un enzima che degrada l'anandamide. Inibendo questo enzima, si può aumentare la concentrazione di anandamide nel cervello, il che potrebbe contribuire a ridurre il desiderio di fumare.

Procedure neuroterapeutiche

Le procedure neuroterapeutiche utilizzano conoscenze sul funzionamento del cervello per trattare la dipendenza da tabacco. Spesso combinano approcci farmacologici e psicoterapeutici per influenzare i processi neuronali che governano il comportamento di dipendenza.

Processi neurocognitivi

I processi neurocognitivi descrivono le operazioni nel cervello legate alla percezione, al pensiero, all'apprendimento e alla memoria. Nella dipendenza da tabacco, questi processi sono alterati e contribuiscono al comportamento di dipendenza.

Trattamenti basati sulla consapevolezza

I trattamenti basati sulla consapevolezza insegnano a focalizzare l'attenzione sul momento presente senza giudicare. Nella disassuefazione dal fumo, la consapevolezza può aiutare a percepire in modo più consapevole gli stimoli e le emozioni che scatenano la dipendenza e a controllare il desiderio di fumare.

Tassi di successo della cessazione del fumo neuroterapeutica

Tassi di successo di diversi interventi neuroterapeutici per la cessazione del fumo nel tempo.

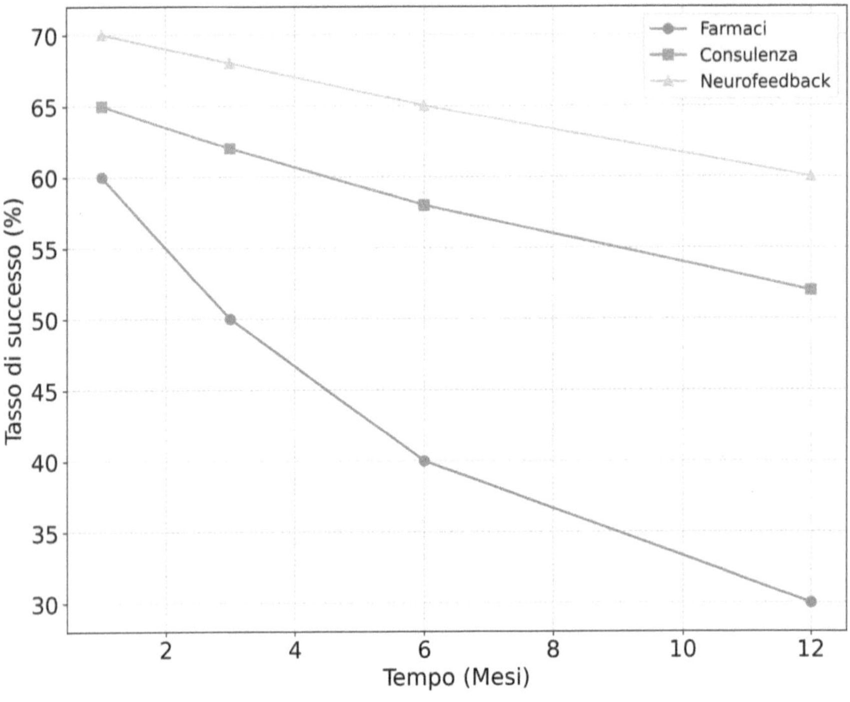

Mentre tutti gli interventi mostrano un certo successo iniziale, il neurofeedback dimostra un tasso di successo più elevato e sostenuto a lungo termine rispetto ad altri metodi, suggerendo il suo potenziale per una cessazione del fumo duratura.

Ipnoterapia

L'ipnoterapia offre un ulteriore approccio per smettere di fumare. Essa lavora con suggestioni in uno stato di trance ipnotica per influenzare il comportamento di fumo. Possono essere utilizzate diverse tecniche, come la suggestione diretta, in cui al cliente viene comunicato, mentre si trova in trance, che non avverte più desiderio di sigarette o che il fumo non gli piace più. Un altro metodo è la suggestione indiretta, che mira a stabilire nuovi schemi di pensiero e comportamento attraverso metafore e storie. Ad esempio, si potrebbe raccontare al cliente la storia di un albero che perde le sue vecchie foglie appassite (le sigarette) per fare spazio a nuovi germogli sani. L'ipnosi può anche aiutare a identificare le cause del comportamento di fumo e a sviluppare strategie alternative di coping. Un fumatore che, ad esempio, ricorre alla sigaretta in situazioni di stress, potrebbe imparare attraverso l'ipnosi a gestire lo stress in modo diverso, riducendo così il bisogno di nicotina. L'efficacia dell'ipnoterapia dipende, tra l'altro, dalla suggestibilità individuale del cliente. [s52] Proprio come le interventi basati sulla consapevolezza, l'ipnosi può essere utile anche per tornare astinente dopo una ricaduta. [s52] La combinazione dell'ipnosi con altre forme di terapia può ulteriormente aumentare le probabilità di successo.

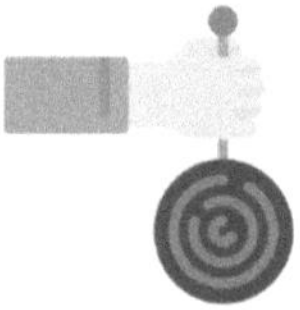

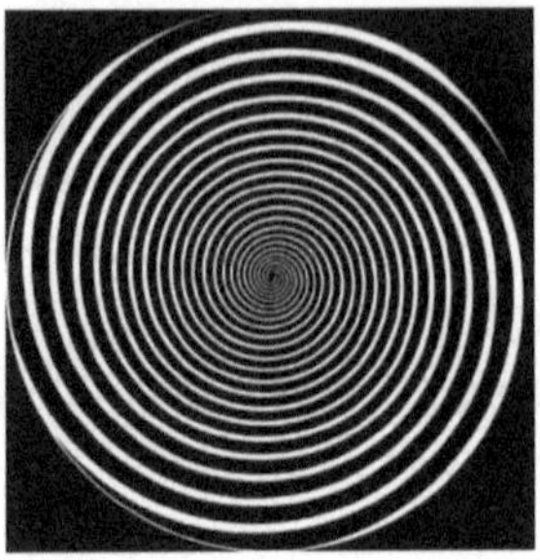

Ipnosi [i9]

Utile sapere

Astinenza

Astenersi dal consumo di sostanze addictive, in questo caso il tabacco. L'astinenza è l'obiettivo della disassuefazione dal fumo.

Interventi basati sulla consapevolezza

Esercizi e tecniche che promuovono la consapevolezza per affinare la percezione del desiderio di fumare e delle emozioni ad esso associate. Questo può aiutare i fumatori a controllare meglio le loro reazioni al desiderio e a prevenire le ricadute.

Trance ipnotica

Uno stato di profondo rilassamento e concentrazione, in cui la suggestibilità è aumentata e i cambiamenti positivi nel comportamento possono essere facilitati. Nella disassuefazione dal fumo, possono essere utilizzate suggestioni per ridurre il desiderio di fumare o sviluppare avversioni verso le sigarette.

Tassi di successo dell'ipnosi

Tassi di successo dello smettere di fumare

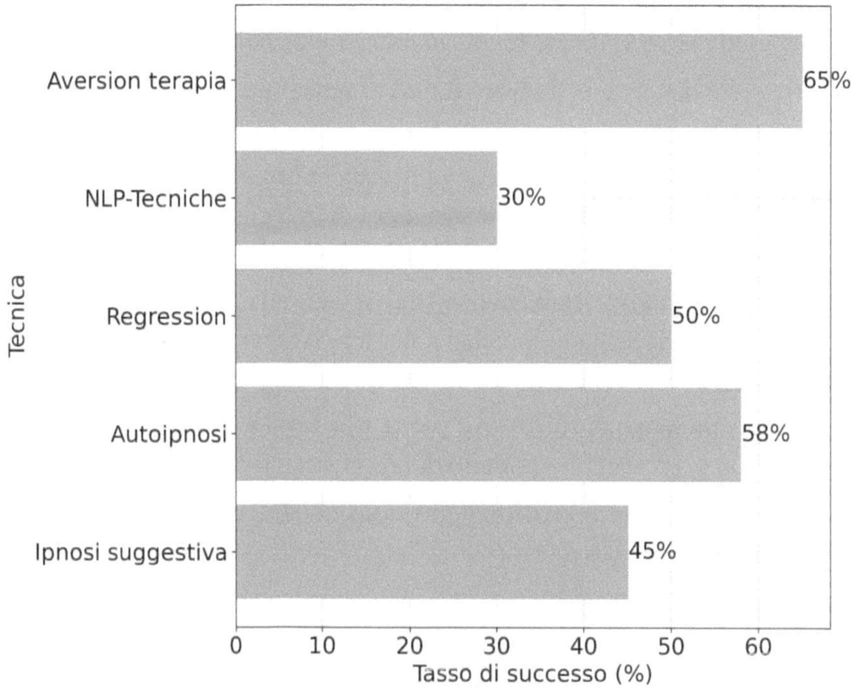

AIP: Autoipnosi

ISU: Ipnosi suggestiva

REG: Regression

ATE: Aversion terapia

NLP: NLP-Tecniche

I tassi di successo variano notevolmente a seconda della tecnica di ipnosi applicata. L'ipnosi suggestiva mostra il più alto tasso di successo, mentre l'autoipnosi è all'estremità inferiore. Ciò suggerisce che l'interazione diretta con un terapista è più promettente per molti.

Consigli concreti

- Collegate il vostro progetto di disassuefazione al fumo a un altro obiettivo importante, ad esempio una sfida sportiva.
- Sviluppate un simbolo personale per la vostra libertà dal fumo e portatelo con voi per rimanere consapevoli della vostra decisione.
- Sfruttate il potere della musica: create una playlist con canzoni che vi motivano e vi danno forza nei momenti difficili.
- Scrivete una lettera al vostro futuro io senza fumo, esprimendo le vostre aspettative e speranze.
- Trasformate le vostre precedenti pause per fumare in rituali di piacere consapevole: bevete una tazza di tè o gustate un pezzo di frutta.
- Integrate il movimento nella vostra vita quotidiana, ad esempio utilizzando le scale invece dell'ascensore o facendo brevi passeggiate.
- Create un luogo di ritiro dove potete rilassarvi e ricaricare le energie quando si presenta il desiderio di una sigaretta.
- Imparate a gestire i passi indietro: considerateli come parte del processo e non lasciatevi scoraggiare.
- Celebrate i vostri giorni senza fumo concedendovi piccole ricompense che non riguardano cibo o bevande.
- Sviluppate un kit di emergenza per attacchi di desiderio acuto, che includa ad esempio gomme da masticare, una palla antistress o una lampada profumata.
- Visualizzate la nicotina come un corpo estraneo che lascia il vostro corpo e immaginate di diventare sempre più forti e sani.
- Riflettete sui vostri successi passati e ricordate come avete già affrontato altre sfide.

2. 3 Metodi naturopatici

"I metodi di medicina naturale offrono ai fumatori un supporto aggiuntivo nel percorso verso la libertà dal tabacco. L'agopuntura, le tecniche di rilassamento e metodi come l'ipnoterapia mirano ad alleviare i sintomi da astinenza e a ridurre il desiderio di nicotina. Tuttavia, l'efficacia di questi metodi è valutata in modo diverso e dovrebbe essere considerata nel

---

I metodi naturali per smettere di fumare, come l'agopuntura e le tecniche di rilassamento, dovrebbero essere considerati come un supporto complementare e non come una soluzione unica, e integrati in un programma di disassuefazione completo.

Agopuntura per la disassuefazione

L'agopuntura è spesso utilizzata come terapia complementare per smettere di fumare, con l'obiettivo di alleviare i sintomi di astinenza e ridurre il desiderio di nicotina [s53] [s54] [s55]. La stimolazione di determinati punti del corpo, di solito sul padiglione auricolare (agopuntura auricolare), dovrebbe stimolare il rilascio di endorfine, dopamina e serotonina [s55]. Questi neurotransmitter influenzano, tra l'altro, l'umore, la percezione del dolore e il sistema di ricompensa nel cervello, che viene attivato dalla nicotina. Pertanto, l'agopuntura potrebbe contribuire ad alleviare i sintomi associati all'astinenza da nicotina, come nervosismo, irritabilità e disturbi del sonno. Tuttavia, la letteratura scientifica sull'efficacia dell'agopuntura per smettere di fumare è inconcludente [s53] [s56]. Mentre alcuni studi mostrano un effetto positivo a breve termine rispetto al placebo o agopuntura simulata, questi risultati non sono stati confermati a lungo termine [s53]. L'agopuntura sembra essere meno efficace della terapia sostitutiva con nicotina o delle interventi psicologici [s53]. Anche la combinazione con altre terapie, come la medicina tradizionale cinese (MTC), ha mostrato in alcuni studi una maggiore efficacia, ma la qualità metodologica di molti di questi studi è considerata bassa [s57]. In uno studio, si è

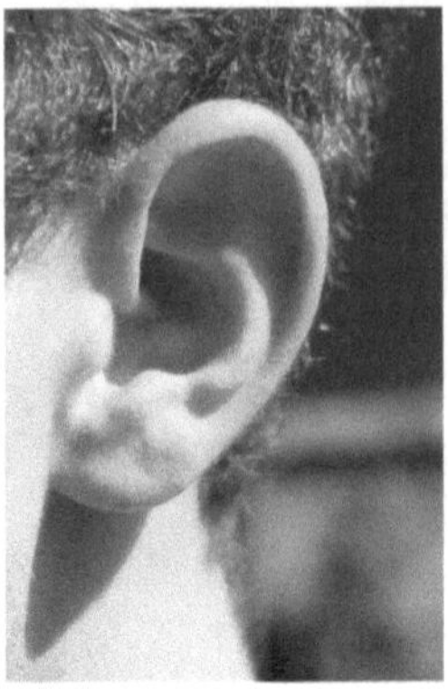

padiglione auricolare [i10]

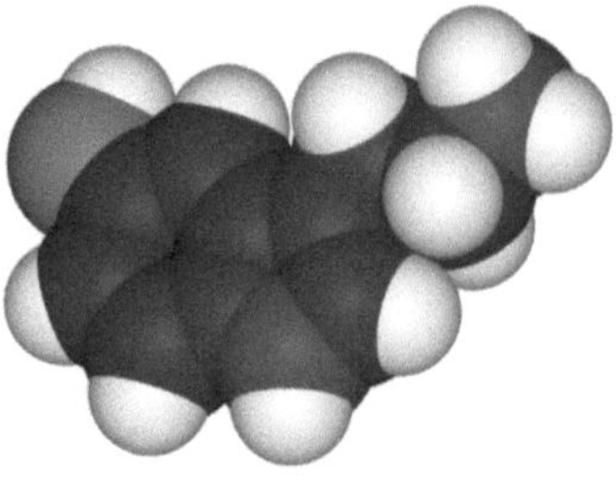

Serotonina [i11]

osservato che il tasso di astinenza nelle interventi MTC era superiore rispetto al placebo, in particolare tra i 6 mesi e un anno [s57]. Tuttavia, i fumatori che considerano l'agopuntura dovrebbero avere aspettative realistiche e considerare il metodo come un supporto aggiuntivo all'interno di un programma di disassuefazione completo, non come una soluzione unica. Confrontalo con la fisioterapia dopo un infortunio: può supportare la guarigione, ma non sostituisce necessariamente altre misure necessarie. I risultati del trattamento nei gruppi che hanno ricevuto trattamenti alternativi sono stati significativamente inferiori in alcuni studi rispetto ad altri metodi [s58]. Non sono stati segnalati effetti collaterali gravi associati all'agopuntura [s57].

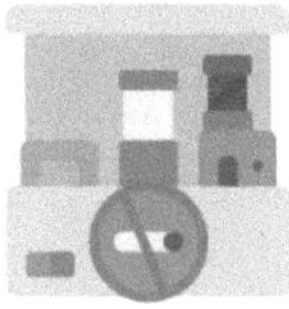

Utile sapere

Agopuntura auricolare

Nell'agopuntura auricolare, gli aghi vengono inseriti esclusivamente in determinati punti del padiglione auricolare. Questi punti dovrebbero corrispondere a vari organi e funzioni del corpo e possono essere utilizzati specificamente per trattare disturbi come l'astinenza da nicotina.

Agopuntura simulata

L'agopuntura simulata è una forma di placebo in cui gli aghi vengono inseriti in punti di agopuntura errati o solo superficialmente, senza stimolare le terminazioni nervose corrispondenti. Viene utilizzata negli studi come metodo di confronto con l'agopuntura reale.

Tasso di astinenza

Il tasso di astinenza indica la percentuale di persone che, dopo un certo periodo di tempo (ad es. 6 mesi o 1 anno), sono astinenti, cioè si astengono da una sostanza come la nicotina.

Agopuntura per smettere di fumare: tassi di successo per agopunto

Confronto dei tassi di abbandono tra diversi agopunti

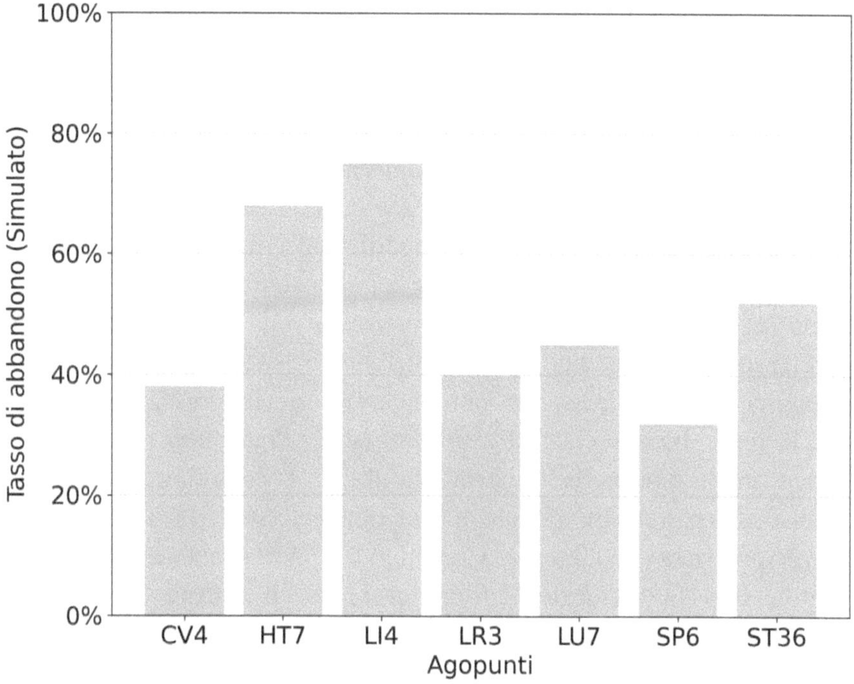

CV4: Vaso Concezione 4 (Guanyuan)

HT7: Cuore 7 (Shenmen)

LI4: Grosso intestino 4 (Hegu)

LR3: Fegato 3 (Taichong)

LU7: Polmone 7 (Lieque)

SP6: Milza 6 (Sanyinjiao)

ST36: Stomaco 36 (Zusanli)

Mentre tutti gli agopunti mostrano un certo livello di efficacia, LI4 e HT7 dimostrano tassi di successo notevolmente più elevati per smettere di fumare rispetto agli altri. Ciò suggerisce che questi punti possono essere particolarmente utili per colpire la dipendenza da nicotina. Tuttavia, le risposte individuali all'agopuntura possono variare e sono necessarie ulteriori ricerche per confermare questi risultati ed esplorare protocolli di trattamento ottimali.

Tecniche di rilassamento

Le tecniche di rilassamento possono essere strumenti preziosi nel processo di disassuefazione dal tabacco, aiutando a gestire i sintomi fisici e psicologici che emergono durante l'astinenza da nicotina. In particolare, sembrano essere efficaci i metodi basati sulla consapevolezza. Meditazione di consapevolezza mira a focalizzare l'attenzione sul momento presente, senza giudicare i pensieri e le emozioni che emergono. In questo modo, la percezione dei sintomi di astinenza, come l'irrequietezza o il forte desiderio di sigarette, può essere modificata, evitando che la persona entri in un circolo vizioso di pensieri ed emozioni negative [s59] [s60]. Effetti simili si ottengono anche attraverso lo yoga. La combinazione di esercizi fisici, tecniche di respirazione e meditazione non solo promuove la salute fisica, ma può anche ridurre lo stress, contrastando così le difficoltà associate all'astinenza [s61]. Praticando regolarmente, si può migliorare la consapevolezza di sé e controllare meglio gli impulsi che potrebbero portare a una ricaduta [s61]. In aggiunta, può essere utilizzata la Terapia Cognitivo-Comportamentale (TCC) per identificare i fattori scatenanti del desiderio di fumare e sviluppare comportamenti alternativi [s59]. Un esempio potrebbe essere, in situazioni di stress che in passato portavano a prendere una sigaretta, eseguire invece un breve esercizio di respirazione. Ipnoterapia e la Terapia di Accettazione e Impegno (ACT) sono ulteriori approcci utilizzati nel contesto della disassuefazione dal fumo [s62] [s60]. Mentre l'ipnoterapia cerca di influenzare i processi inconsci, l'ACT supporta il paziente nell'accettare emozioni e pensieri difficili, senza lasciarsi sopraffare. Sebbene la letteratura scientifica sull'efficacia di questi metodi sia variabile, possono rappresentare un complemento utile per alcuni individui rispetto ad altre misure. Pertanto, le tecniche di rilassamento possono essere integrate in un programma di disassuefazione completo per aumentare

le probabilità di successo. È importante che il metodo scelto si adatti alle esigenze e preferenze individuali.

Utile sapere

Terapia di Accettazione e Impegno

La Terapia di Accettazione e Impegno aiuta ad accettare emozioni e pensieri difficili legati alla disassuefazione dal fumo, invece di combatterli. Si impara a concentrarsi sui propri valori e a orientare il proprio comportamento di conseguenza.

Ipnoterapia

L'ipnoterapia utilizza l'ipnosi per influenzare i processi inconsci che governano il comportamento di fumo. Può rafforzare la motivazione per la disassuefazione dal fumo e ridurre il desiderio di sigarette.

Meditazione di consapevolezza

Nella meditazione di consapevolezza ci si concentra sul qui e ora. Si presta attenzione ai propri pensieri, emozioni e sensazioni corporee, senza giudicarli. Questo può aiutare a ridurre il desiderio di sigarette e a gestire meglio i sintomi di astinenza.

Tecniche di rilassamento per smettere di fumare

Distribuzione dei metodi di rilassamento utilizzati per smettere di fumare.

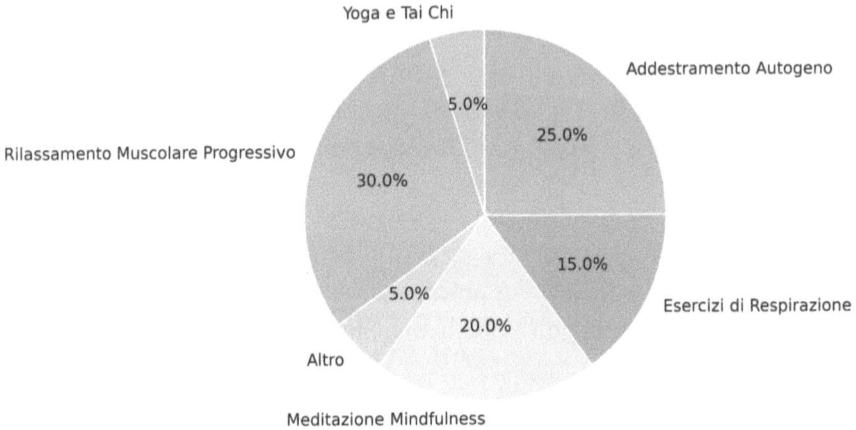

ADD: Addestramento Autogeno
ALT: Altro
ERE: Esercizi di Respirazione
MMD: Meditazione Mindfulness
RMP: Rilassamento Muscolare Progressivo
YTC: Yoga e Tai Chi

Il rilassamento muscolare progressivo e l'addestramento autogeno rappresentano la maggior parte delle tecniche utilizzate, suggerendo una preferenza per il rilassamento strutturato incentrato sul corpo. Anche la meditazione Mindfulness e gli esercizi di respirazione detengono una quota significativa, indicando l'importanza della consapevolezza del momento presente e del controllo del respiro nella gestione del desiderio. Sebbene altre tecniche come lo yoga e il Tai Chi contribuiscano, la loro minore rappresentazione può indicare una minore accessibilità o attrattiva per questo gruppo specifico.

Consigli concreti

- Integra la Medicina Tradizionale Cinese (MTC) in modo olistico: considera oltre all'agopuntura anche la fitoterapia e la nutrizione secondo i cinque elementi.
- Crea un piano individuale di tisane con erbe calmanti e bilancianti come melissa, valeriana o passiflora.
- Sfrutta la potenza dell'aromaterapia: utilizza oli essenziali come menta piperita o limone per ridurre il desiderio di sigarette.
- Scopri l'effetto benefico dei massaggi ai punti riflessi dei piedi: stimola i punti collegati al sistema nervoso e alla disintossicazione.
- Impara una tecnica di respirazione dallo yoga (Pranayama) e applicala in modo mirato nei momenti di desiderio.
- Rinforza la tua energia vitale (Qi) attraverso esercizi di Qigong: movimenti dolci e respirazione consapevole favoriscono l'equilibrio interiore.
- Prova la terapia con fiori di Bach: trova le essenze floreali adatte a sostenere le tue esigenze emotive individuali.
- Scopri la potenza dell'auto-guarigione attraverso il Reiki: il lavoro energetico può sciogliere blocchi e rafforzare la tua autoregolazione.
- Applica il massaggio con coppette per favorire la circolazione sanguigna e supportare il corpo nella disintossicazione.
- Sfrutta il potere curativo della natura: crea una miscela di erbe personalizzata per un bagno rilassante.
- Collega la medicina naturale ai tuoi rituali di fumo precedenti: ad esempio, bevi una tisana invece di fumare una sigaretta dopo i pasti.
- Cerca un professionista esperto che ti accompagni nel tuo percorso verso la libertà dal fumo con metodi naturali.

Revisione - 2. Metodi per smettere di fumare

Il percorso verso la libertà dal fumo è individuale e richiede una strategia che si adatti alle tue esigenze e abitudini personali. Diverse metodologie offrono supporto, dalle terapie sostitutive della nicotina, che alleviano i sintomi fisici di astinenza, agli approcci comportamentali, che ti aiutano a gestire il desiderio di fumare, fino a tecniche alternative come l'agopuntura o le tecniche di rilassamento. La scelta del metodo giusto dipende da fattori come il grado della tua dipendenza da nicotina, il tuo benessere psicologico e le tue preferenze personali. Un importante primo passo è la sincera auto-riflessione: quali sono le tue abitudini di fumo, quali situazioni scatenano il tuo desiderio e quali bisogni emotivi cerchi di soddisfare attraverso il fumo?

I prodotti sostitutivi della nicotina come cerotti, gomme da masticare o pastiglie possono aiutarti a superare i primi giorni e settimane di disintossicazione, alleviando l'astinenza fisica. In aggiunta, dovresti considerare strategie comportamentali. Identifica i tuoi personali fattori scatenanti del fumo, come lo stress, la noia o situazioni sociali, e sviluppa comportamenti alternativi. Invece di afferrare una sigaretta, potresti fare una passeggiata, leggere un libro o incontrarti con amici. Esercizi di consapevolezza possono aiutarti a percepire e accettare il desiderio di fumare in modo più consapevole, senza dover cedere. Visualizza la tua vita senza fumo e concentrati sugli aspetti positivi della libertà dal fumo, come una salute migliorata, più energia e risparmi finanziari.

I farmaci prescrivibili possono essere un'altra opzione, soprattutto se sei fortemente dipendente dalla nicotina o soffri di disturbi psicologici concomitanti. Discuti le diverse possibilità con il tuo medico per trovare la terapia più adatta a te. Anche metodi alternativi come l'agopuntura o la terapia ipnotica possono avere un effetto di supporto, promuovendo il rilassamento e riducendo il desiderio di fumare. Tieni presente, tuttavia, che l'evidenza scientifica per queste procedure è meno solida rispetto ai metodi consolidati. Integra tecniche di rilassamento come yoga, meditazione o rilassamento muscolare progressivo nella tua vita quotidiana per ridurre lo stress e rafforzare la tua resilienza nei confronti del desiderio di fumare.

Smettere di fumare è un processo che richiede tempo, pazienza e perseveranza. I passi falsi fanno parte del percorso e non dovrebbero scoraggiarti. Analizza la situazione che ha portato alla ricaduta, impara da essa e adatta la tua strategia se necessario. Cerca supporto da amici, familiari o gruppi di auto-aiuto. Non esitare a chiedere aiuto professionale se non riesci a progredire da solo. Il cammino verso la libertà dal fumo può essere impegnativo, ma è gratificante. Investi nella tua salute e nel tuo benessere: non te ne pentirai!

3. Senza fumo nella vita quotidiana

Come riescono le persone a gestire la vita quotidiana dopo aver voltato le spalle alle sigarette? Il percorso verso una vita senza fumo passa attraverso molte situazioni quotidiane che in passato erano strettamente legate al fumo. Non solo le abitudini personali giocano un ruolo, ma anche il comportamento di familiari, amici e colleghi. Con le giuste strategie, questi apparenti ostacoli si trasformano in opportunità per un nuovo inizio sano. In questo capitolo scoprirai come rimodellare la tua vita passo dopo passo - e diventare più forte di quanto pensi.

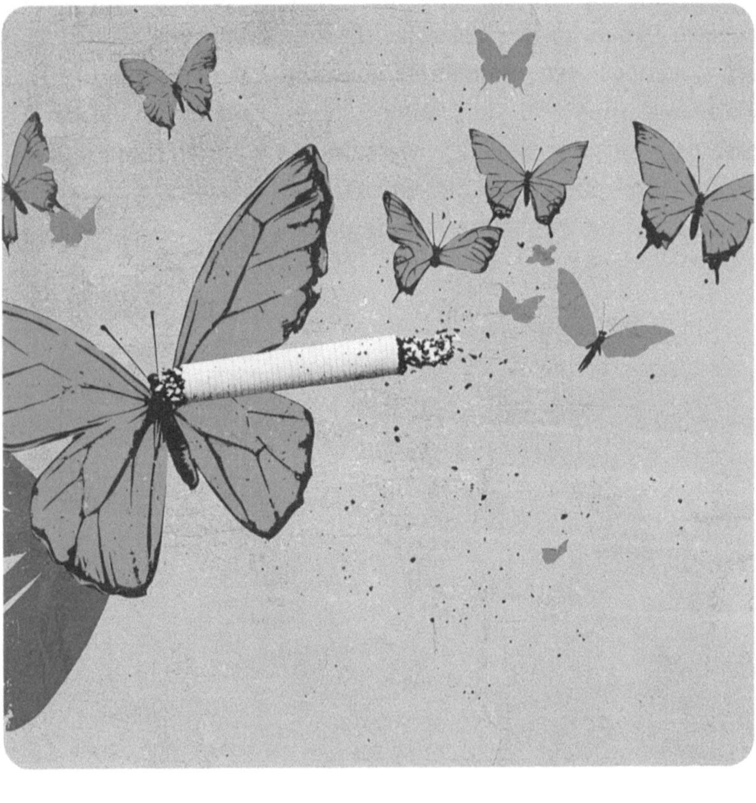

3. 1 Strategie di coping

La vita quotidiana presenta numerose sfide per gli ex fumatori. Stress, abitudini e situazioni sociali possono riaccendere il desiderio di sigarette. Strategie di coping efficaci sono quindi essenziali per una libertà duratura dal fumo. Questo capitolo offre metodi pratici per superare questi ostacoli e prevenire le ricadute. Scoprite come rendere la vostra vita senza fumo e godere della vostra nuova libertà.

Il modo più efficace per rimanere senza fumo a lungo termine è combinare diverse strategie di coping e adattarle alle esigenze individuali.

Gestione dello stress senza sigarette

Lo stress è un compagno apparente nella vita quotidiana per molti fumatori e la sigaretta una presunta strategia di coping. Tuttavia, la nicotina amplifica lo stress [s63]. Smettere di fumare può contribuire a un miglioramento della salute mentale e a una riduzione dei sintomi di stress [s63]. Pertanto, è importante sviluppare strategie alternative per affrontare lo stress senza sigarette. La terapia cognitivo-comportamentale (kvt) aiuta a riconoscere e modificare schemi di pensiero e comportamento negativi che scatenano o amplificano lo stress [s64] [s65]. Un elemento fondamentale della TCC sono le abilità di problem solving e coping [s65]. Invece di afferrare una sigaretta quando si presenta una situazione stressante, si impara ad analizzare la situazione e a trovare soluzioni costruttive. Tecniche di rilassamento come gli esercizi di respirazione [s66] sono altrettanto utili. Respirare profondamente può ridurre le reazioni fisiche allo stress e portare a maggiore calma e serenità. La meditazione mindfulness integra queste strategie promuovendo la consapevolezza dei pensieri e delle emozioni [s64] [s67] [s65]. Invece di reagire impulsivamente allo stress afferrando una sigaretta, si impara ad accettare le emozioni e ad affrontarle senza giudizio. Il supporto sociale [s66] da parte di amici, familiari o gruppi di autoaiuto [s68] può anche facilitare la cessazione del fumo e la gestione dello stress. Lo scambio con altri che vivono esperienze simili rafforza la motivazione e offre l'opportunità di apprendere dalle strategie di coping altrui. Inoltre, le interventi basati sulla tecnologia, come app o programmi online, possono supportare nella vita quotidiana [s64] [s65]. Offrono accesso a esercizi, informazioni e strumenti motivazionali in qualsiasi momento. La combinazione di diverse strategie è spesso il modo più efficace per affrontare lo stress a lungo termine senza sigarette e per evitare ricadute. Chi, ad esempio, si accorge che lo stress sul lavoro aumenta,

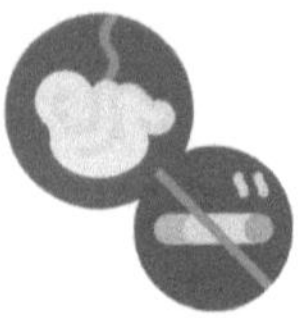

può fare un esercizio di respirazione e poi parlare della situazione con un amico, invece di afferrare una sigaretta.

Efficacia delle strategie di gestione dello stress

Efficacia delle strategie contro lo stress.

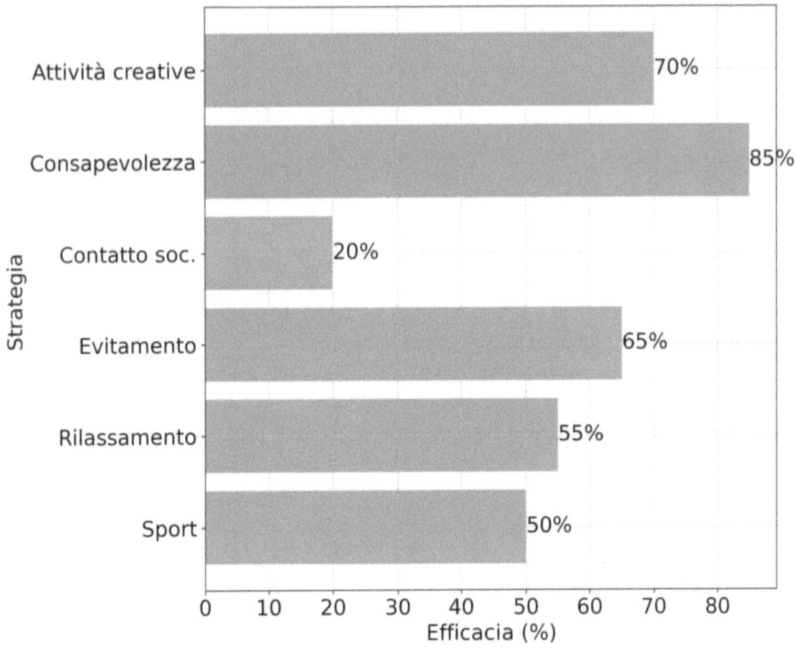

ACR: Attività creative

CON: Consapevolezza

COS: Contatto soc.

EVI: Evitamento

RIL: Rilassamento

SPO: Sport

Il diagramma a barre orizzontali illustra l'efficacia di diverse strategie di gestione dello stress. Le tecniche di rilassamento mostrano la massima efficacia, seguite dall'attività fisica e dal supporto sociale. Gli esercizi di consapevolezza e le attività creative mostrano un'efficacia moderata, mentre evitare le situazioni di stress mostra la minore efficacia. Ciò suggerisce che le strategie di coping attive sono più efficaci rispetto all'evitamento.

Sviluppare azioni sostitutive

Le azioni sostitutive sono elementi centrali nel processo di disassuefazione dal tabacco. Aiutano a sostituire l'abitudine di fumare con nuovi comportamenti sani. È fondamentale riconoscere i propri fattori scatenanti per il fumo: quando si tende a prendere la sigaretta? È lo stress, la noia, situazioni sociali o semplicemente l'abitudine dopo i pasti? [s69] Una volta identificati questi trigger, è possibile sviluppare azioni alternative mirate. In caso di stress, ad esempio, una passeggiata all'aria aperta, una breve meditazione o l'ascolto di musica possono aiutare. In compagnia, masticare gomma o leccare una caramella senza zucchero possono sostituire il consueto movimento mano-bocca. [s70] [s69] Anche l'esercizio fisico regolare riduce dimostrabilmente il desiderio di nicotina e può contribuire al successo della disassuefazione. [s71] Oltre a queste strategie individuali, le terapie di gruppo sono un'opzione valida. Lo scambio con altri fumatori ed ex-fumatori crea un ambiente di supporto e può rafforzare la motivazione. [s72] La combinazione di diverse metodologie, come la terapia sostitutiva con nicotina e interventi comportamentali, aumenta ulteriormente le probabilità di successo. [s70] [s69] Ad esempio, l'assunzione di preparati a base di nicotina può essere combinata con la partecipazione a una terapia di gruppo e attività fisica regolare, per affrontare sia gli aspetti fisici che psicologici della dipendenza. Esercizi di consapevolezza aiutano a percepire in modo più consapevole i pensieri e le emozioni che portano a fumare, evitando così di afferrare la sigaretta. [s73] Imparando a osservare queste emozioni senza giudizio, diventa più facile non reagire impulsivamente e attingere invece alle azioni sostitutive apprese. Così, nel tempo, si sviluppa un nuovo repertorio comportamentale che sostituisce in modo duraturo l'abitudine di fumare e migliora la qualità della vita. [s74]

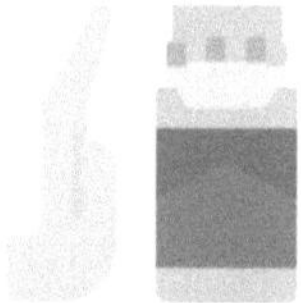

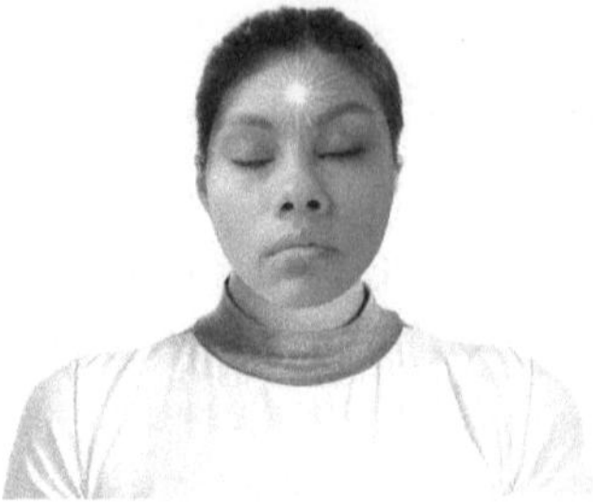

Meditazione [i12]

Utile sapere

Esercizi di consapevolezza

Gli esercizi di consapevolezza supportano la disassuefazione dal fumo, allenando la percezione delle emozioni e delle sensazioni corporee. In questo modo, il desiderio di una sigaretta viene riconosciuto in modo più consapevole e può essere controllato più facilmente. La consapevolezza aiuta a rimanere nel momento presente e a non cedere agli impulsi automatici di fumare.

Intervento comportamentale

Gli interventi comportamentali sono misure terapeutiche volte a modificare schemi comportamentali sfavorevoli, come il fumo. Aiutano a identificare i fattori scatenanti, apprendere nuove strategie di coping e prevenire le ricadute. Nel contesto della disassuefazione dal fumo, possono migliorare ad esempio la gestione dello stress e del desiderio di nicotina.

Meditazione

La meditazione può essere utilizzata come azione sostitutiva per trovare calma e rilassamento in situazioni stressanti che altrimenti porterebbero a fumare. Aiuta a distogliere l'attenzione dal desiderio di nicotina e a sviluppare nuovi meccanismi di coping.

Strategie di coping efficaci per smettere di fumare

Distribuzione delle strategie di coping di successo durante la cessazione del fumo.

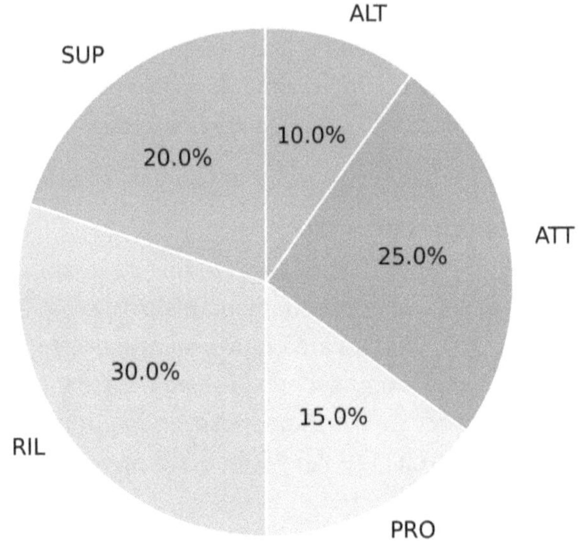

ALT: Altre strategie (ad esempio, hobby, distrazioni)

ATT: Attività fisica (ad esempio, esercizio fisico, passeggiate)

PRO: Aiuto professionale (ad esempio, terapia, consulenza)

RIL: Tecniche di rilassamento (ad esempio, meditazione, respirazione profonda)

SUP: Sistemi di supporto (ad esempio, famiglia, amici, gruppi di supporto)

I dati evidenziano l'importanza di diversi meccanismi di coping per smettere di fumare. Mentre le attività fisiche e le tecniche di rilassamento sono cruciali, coinvolgere i sistemi di supporto e cercare un aiuto professionale sono altrettanto significativi. Ciò sottolinea la necessità di un approccio olistico alla cessazione del fumo, combinando strategie individuali con il supporto esterno.

Gestire le situazioni di rischio

Le situazioni di rischio che favoriscono una ricaduta nelle vecchie abitudini di fumo possono essere affrontate con successo attraverso strategie mirate. Come dimostrano studi, lo yoga può ridurre lo stress e le emozioni negative, diminuendo così la probabilità di una ricaduta [s75]. L'effetto calmante degli esercizi di yoga aiuta a mantenere la calma nei momenti difficili e a gestire con maggiore serenità il desiderio di nicotina. Combinando lo yoga con la terapia cognitivo-comportamentale, si può anche rafforzare la fiducia in se stessi nella capacità di smettere di fumare [s75]. Oltre allo yoga, ci sono altri metodi collaudati per la prevenzione delle ricadute (RP). L'analisi funzionale, un componente della RP, aiuta a riconoscere i fattori scatenanti individuali per il fumo e a sviluppare comportamenti alternativi [s76]. Invece di afferrare una sigaretta in situazioni di stress, si potrebbe, ad esempio, fare una breve passeggiata o utilizzare tecniche di rilassamento. Inoltre, il Contingency Management (CM) offre la possibilità di premiarsi per i periodi senza fumo, aumentando ulteriormente la motivazione [s76]. Un'altra strategia importante è il Motivational Interviewing (MI), che rafforza la propria motivazione a smettere di fumare e supporta nella gestione dell'ambivalenza [s76]. Ad esempio, si possono visualizzare i vantaggi di una vita senza fumo e rendersi conto del motivo per cui si è scelto questo percorso. La combinazione di diversi approcci, come yoga, RP, CM e MI, offre quindi uno strumento completo per affrontare efficacemente le situazioni di rischio e rimanere senza fumo a lungo termine.

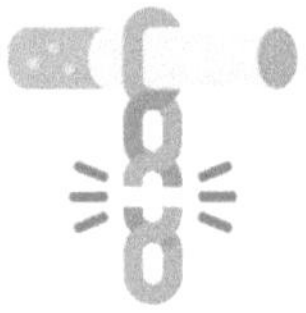

Utile sapere

Contingency Management

Il Contingency Management è un approccio comportamentale in cui i cambiamenti comportamentali positivi, come l'astinenza dal fumo, vengono rinforzati attraverso premi. Questo può aumentare la motivazione a smettere di fumare e aumentare la probabilità di successo a lungo termine.

Terapia Cognitivo-Comportamentale

La terapia cognitivo-comportamentale aiuta a riconoscere e modificare schemi di pensiero e comportamenti negativi legati al fumo. Supporta lo sviluppo di nuove strategie di coping per situazioni difficili e rafforza la fiducia in se stessi nella gestione del desiderio di fumare.

Analisi Funzionale

L'analisi funzionale è un metodo che aiuta a identificare i fattori scatenanti e mantenenti del fumo. Attraverso l'analisi del legame tra fumo e determinate situazioni, emozioni o pensieri, possono essere sviluppate strategie mirate per il cambiamento comportamentale.

Motivational Interviewing

Il Motivational Interviewing è un metodo di conduzione della conversazione che promuove l'automotivazione al cambiamento comportamentale, come la disassuefazione dal fumo. Si concentra sulla risoluzione dell'ambivalenza e sul rafforzamento della fiducia in se stessi nella capacità di raggiungere il cambiamento desiderato.

Situazioni di rischio nella cessazione del fumo

Frequenza e gravità delle situazioni di rischio durante la cessazione del fumo.

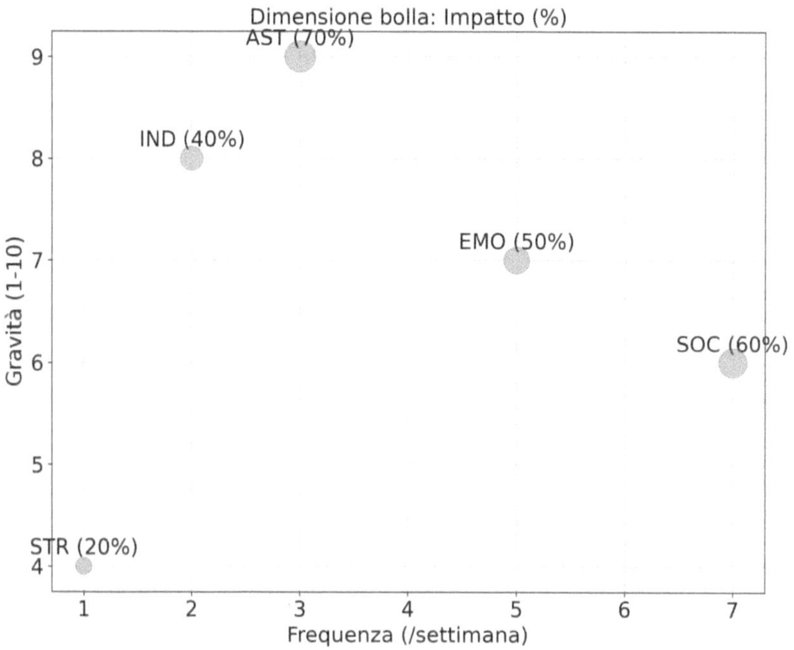

Blasengröße: Impatto ((%))

AST: Sintomi di astinenza

IND: Indicatori di fumo

STR: Stress

EMO: Stimoli emotivi

SOC: Eventi sociali

Il grafico a bolle rivela una correlazione tra la frequenza e la gravità delle situazioni di rischio incontrate durante la cessazione del fumo. Le situazioni che coinvolgono eventi sociali sono frequenti e possono rappresentare una sfida moderata. I sintomi di astinenza, sebbene meno frequenti, presentano un elevato livello di gravità e sono fondamentali da affrontare. Gli stimoli emotivi sono moderatamente frequenti e gravi, indicando la necessità di strategie di regolazione emotiva. L'esposizione a stimoli legati al fumo, sebbene meno frequente degli eventi sociali, può essere piuttosto grave per alcuni individui.

Consigli concreti

- Trasforma le tue pause per fumare in microavventure consapevoli: esplora il tuo ambiente, scopri nuovi percorsi o osserva la natura.
- Crea una "scatola dei sensi": riempila con oggetti che stimolino i tuoi sensi – candele profumate, tessuti morbidi, musica.
- Scrivi i tuoi pensieri e sentimenti riguardo al desiderio di fumare: mettere per iscritto aiuta a elaborare le emozioni e a prendere distanza.
- Sviluppa un rituale personale per smettere di fumare: accendi ad esempio una candela e pronuncia una frase positiva.
- Cambia le tue abitudini quotidiane: cammina per la stanza mentre parli al telefono o dondola il piede.
- Utilizza il tempo guadagnato smettendo di fumare per fare qualcosa che ti porta davvero gioia, come leggere o suonare.
- In momenti di difficoltà, chiediti: "Cosa farebbe il mio io futuro, libero dal fumo, in questo momento?"
- Collega la tua libertà dal fumo a un impegno sociale: impegnati ad esempio per la protezione dell'ambiente.
- Sogna in grande e fissati un obiettivo a lungo termine che puoi finanziare con i soldi risparmiati dalle sigarette.
- Sviluppa una "sfida per smettere di fumare" con amici o familiari e motivatevi a vicenda.
- Raccogli messaggi positivi e citazioni sul tema della libertà dal fumo e leggili regolarmente.
- Crea la tua "immagine senza fumo": dipingi o crea un'immagine che simboleggi la tua motivazione.
- Premiati con un'esperienza che desideravi fare da tempo, come un concerto o un viaggio nel weekend.

3. 2 Ambiente sociale

Il tuo ambiente sociale influisce in modo significativo sulla tua decisione di smettere di fumare. Relazioni armoniose e il supporto di familiari e amici rafforzano la tua motivazione e aiutano a affrontare le sfide. Allo stesso tempo, influenze negative, come la pressione dei gruppi o i conflitti, possono rendere più difficile il percorso verso la libertà dal fumo. Questo capitolo esplora le opportunità e i rischi del tuo ambiente sociale e ti mostra come puoi sfruttare le dinamiche sociali a tuo favore per smettere di fumare. Fai del tuo ambiente un alleato!

Un ambiente sociale di supporto agisce come uno scudo contro le difficoltà della disassuefazione dal fumo.

Supporto della famiglia

Supporto familiare è un fattore importante per il successo di un programma di disassuefazione dal fumo. Relazioni sociali positive, specialmente all'interno della famiglia, promuovono la salute mentale e riducono lo stress [s77]. Questo supporto ha un effetto positivo sui comportamenti favorevoli alla salute, mentre lo stress familiare può influenzare negativamente la salute [s77]. In concreto, ciò significa che un ambiente familiare armonioso e un attivo supporto da parte dei familiari aumentano le possibilità di una disassuefazione dal fumo di successo. Un ambiente di supporto può quindi fungere da scudo contro le difficoltà dell'astinenza. Il supporto familiare può assumere molte forme. Va dal supporto emotivo – affetto, comprensione e incoraggiamento – all'aiuto pratico fino a informazioni su dipendenza e opzioni di trattamento [s78] [s79]. Ad esempio, i membri della famiglia possono sostenere attivamente la cessazione del fumo non fumando, rimuovendo gli oggetti per fumare dalla casa comune o sviluppando insieme strategie per affrontare le crisi di astinenza. I familiari possono anche aiutare i soggetti interessati a trovare attività alternative che distraggano dal fumo. È importante che il supporto sia adattato alle esigenze individuali del fumatore. [s80] chiarisce che alcune persone preferiscono istruzioni dirette e compiti chiari, mentre altre hanno bisogno di supporto emotivo e comprensione. Interventi familiari possono motivare i soggetti a iniziare una terapia e ridurre l'impatto della dipendenza sul sistema familiare [s78]. La famiglia beneficia di informazioni sulla dipendenza, metodi di trattamento e le sfide del recupero [s78]. La terapia familiare può migliorare la comunicazione e ridurre il carico emotivo dei membri della famiglia [s78]. I familiari imparano come supportare i soggetti senza facilitare la dipendenza. Gruppi di autoaiuto offrono alle famiglie l'opportunità di concentrarsi sui propri bisogni e di apportare cambiamenti positivi [s78]. Conversazioni aperte sulla dipendenza e il mantenimento delle routine familiari sono particolarmente importanti quando i genitori sono colpiti dalla

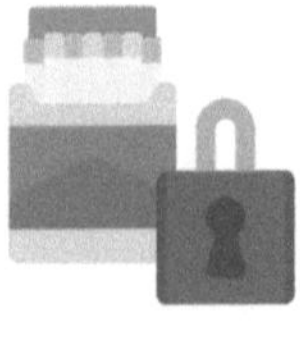

dipendenza [s78]. In questo modo, la famiglia può lavorare insieme per un futuro più sano. La qualità delle relazioni familiari è più importante della frequenza dei contatti [s81]. Interazioni negative all'interno della famiglia possono compromettere il benessere e l'autostima [s81], rendendo così più difficile smettere di fumare.

Utile sapere

Gruppi di autoaiuto

Gruppi di soggetti interessati e familiari che si supportano a vicenda e condividono le proprie esperienze. Offrono uno spazio sicuro per discutere le sfide della dipendenza e sviluppare strategie di coping.

Intervento familiare

Interventi mirati che coinvolgono la famiglia nel processo di disassuefazione possono migliorare la comunicazione, aumentare la motivazione del fumatore e ridurre il carico per tutti i membri della famiglia. Offrono informazioni sulla dipendenza e strategie di coping e promuovono una comprensione comune.

Metodi di trattamento

Diverse strategie per il trattamento della dipendenza, che vanno dal supporto farmacologico alla terapia comportamentale fino ai gruppi di autoaiuto. La scelta del metodo appropriato dipende dalle esigenze individuali e dalla gravità della dipendenza.

Supporto familiare

Una rete familiare di supporto può rafforzare la motivazione a smettere di fumare, offrendo sicurezza emotiva, aiuto pratico e comprensione. Questo può ridurre lo stress durante la disassuefazione e prevenire le ricadute.

Tipi di supporto familiare per smettere di fumare

Distribuzione dei tipi di supporto familiare per smettere di fumare.

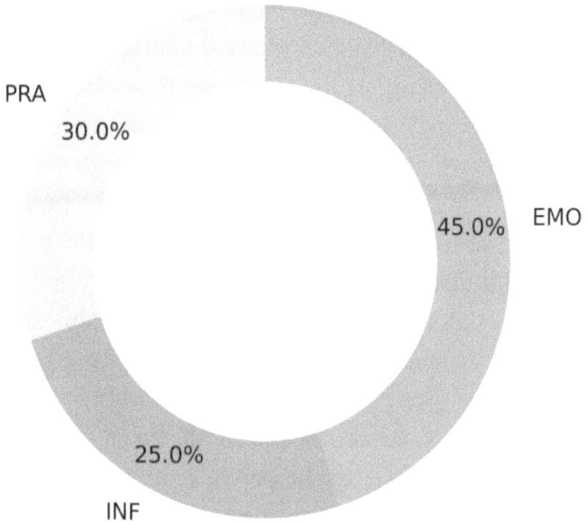

- EMO: Supporto emotivo (Incoraggiamento, empatia, comprensione)
- INF: Supporto informativo (Fornire risorse, consigli, ecc.)
- PRA: Supporto pratico (Aiuto con le faccende domestiche, l'assistenza all'infanzia, ecc.)

Il supporto emotivo rappresenta la porzione maggiore, evidenziando l'importanza dell'empatia e dell'incoraggiamento. Il supporto pratico, sebbene minore, gioca un ruolo cruciale nel facilitare il tentativo di smettere. Il supporto informativo, pur presente, suggerisce un potenziale aumento dell'educazione sulle risorse e le strategie per smettere. Un approccio equilibrato che comprenda tutti e tre i tipi di supporto porta probabilmente ai risultati di maggior successo.

Creare zone libere dal fumo

Creare zone libere dal fumo nel proprio ambiente contribuisce in modo significativo al successo della disassuefazione dal tabacco. Ambienti in cui fumare non è permesso o è indesiderato riducono la tentazione e rafforzano la motivazione a rimanere abstinent [s82]. Questo è particolarmente vero per i luoghi che in precedenza erano associati al fumo, come il proprio balcone, l'auto o determinati incontri sociali. La creazione di tali zone può avvenire attraverso accordi chiari con familiari, amici e colleghi. Ad esempio, i pasti comuni o le serate di gioco possono essere esplicitamente organizzati come fumatori liberi, per stabilire nuovi rituali positivi. Inoltre, la separazione spaziale dalle occasioni di fumo riduce la probabilità di cedere alla pressione di gruppo o di ricadere in vecchie abitudini [s83]. Fumare viene così percepito sempre più come un'azione isolata e perde significato sociale. Oltre all'ambiente privato, è rilevante anche la progettazione degli spazi pubblici. I divieti di fumo in ristoranti, luoghi di lavoro o mezzi di trasporto pubblici non solo riducono i rischi per la salute legati al fumo passivo, ma contribuiscono anche alla disassuefazione, limitando le occasioni di fumare [s82]. L'applicazione coerente di tali divieti, insieme a campagne di sensibilizzazione, può ulteriormente ridurre l'accettazione sociale del fumo [s84]. Questo ha un impatto particolare sui giovani, che sono meno esposti alla pressione sociale per il consumo di tabacco in un ambiente libero dal fumo [s85]. La consapevole percezione e utilizzo delle zone libere dal fumo nella vita quotidiana supporta quindi il processo di disassuefazione e promuove a lungo termine uno stile di vita più sano. Paragonabile all'evitare bevande zuccherate durante una dieta, evitare ambienti di fumo aiuta a prevenire le ricadute.

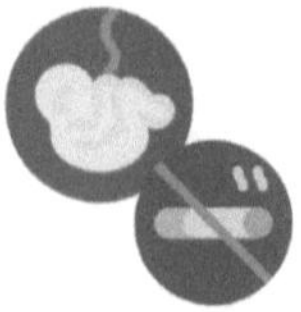

Utile sapere

Fumo passivo

Fumi di tabacco inalati da altri fumatori. Le zone libere dal fumo proteggono non solo chi sta smettendo, ma anche il suo ambiente dai pericoli del fumo passivo.

Pressione di gruppo

La pressione a fumare in gruppo, anche se si desidera smettere. Questo può essere ridotto attraverso una comunicazione aperta con gli amici riguardo al desiderio di smettere di fumare.

Impatto degli ambienti senza fumo sul successo dell'abbandono del fumo

Tassi di successo relativi in base ai cambiamenti ambientali

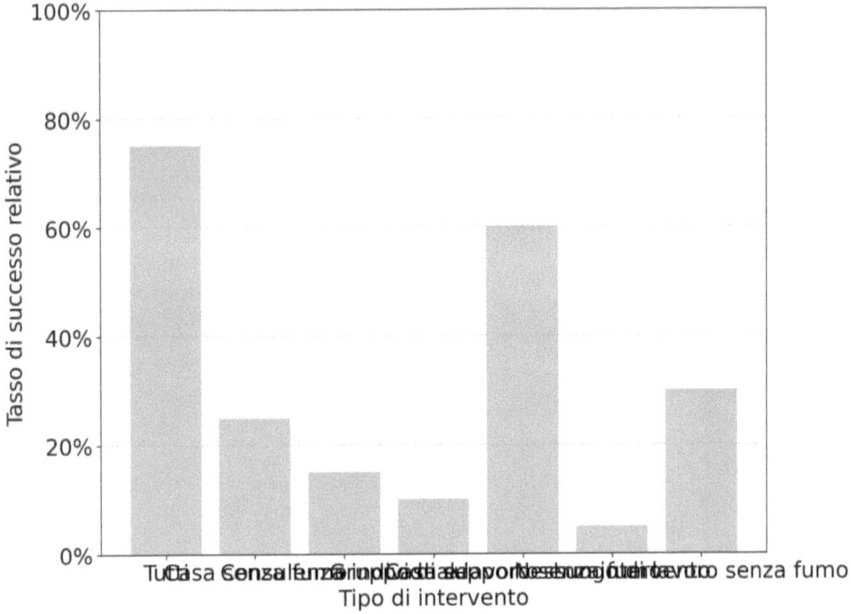

Casa e lavoro senza fumo: Casa e luogo di lavoro senza fumo

Casa senza fumo: Casa senza fumo

Consulenza individuale: Solo consulenza

Gruppo di supporto: Gruppo di supporto

Luogo di lavoro senza fumo: Luogo di lavoro senza fumo

Nessun intervento: Nessun intervento

Tutti: Tutti gli interventi combinati

L'implementazione di politiche globali senza fumo a casa e sul posto di lavoro aumenta significativamente i tassi di successo nell'abbandono del fumo. Sebbene la consulenza individuale e i gruppi di supporto offrano vantaggi, la loro efficacia è amplificata quando combinata con ambienti senza fumo. Ciò suggerisce che ridurre l'esposizione a stimoli e pressioni sociali legate al fumo è fondamentale per smettere di fumare con successo.

Utilizzare la dinamica di gruppo

La dinamica di gruppo può sia favorire che ostacolare la cessazione del fumo. Relazioni positive e un ambiente di supporto aumentano la probabilità di un successo nella disassuefazione [s86]. L'inclusione del contesto sociale, in particolare della famiglia e degli amici, offre sostegno emotivo e aiuto pratico. Ad esempio, i familiari possono creare insieme al fumatore zone senza fumo in casa o provare nuove attività ricreative. È importante il coinvolgimento attivo dell'ambiente nel cambiamento comportamentale, sia attraverso incoraggiamento, distrazione o la creazione di un ambiente privo di tabacco [s87]. Allo stesso tempo, è necessario minimizzare le influenze negative del gruppo. La pressione a "dover" fumare in determinati gruppi può rendere più difficile per i fumatori smettere [s88]. I conflitti con i non fumatori nel contesto immediato, ad esempio all'interno della famiglia, generano ulteriore stress e possono mettere a rischio la cessazione del fumo [s88]. L'accettazione del fumo varia a seconda del contesto sociale. In alcuni circoli, il fumo è ancora tollerato, mentre in altri è disapprovato. Queste diverse norme influenzano la motivazione e la perseveranza nella cessazione del fumo. Pertanto, è importante una

valutazione realistica del proprio contesto sociale. I fumatori dovrebbero cercare attivamente supporto da persone che possono accompagnarli positivamente nel loro percorso di cessazione e evitare situazioni che aumentano la tentazione di fumare. Come un percorso escursionistico ben pianificato evita deviazioni, il cammino verso la libertà dal fumo dovrebbe essere il più possibile privo di ostacoli sociali. La consapevole progettazione del contesto sociale aumenta le possibilità di una cessazione duratura del fumo. [s89]

Utile sapere

Cambiamento comportamentale

Il cambiamento attivo del comportamento di fumo richiede adattamenti nello stile di vita e nel rapporto con il contesto sociale. Il supporto di famiglia e amici gioca un ruolo cruciale per il successo della disassuefazione dal fumo.

Motivazione

La motivazione per la disassuefazione dal fumo è influenzata dalle norme sociali e dal supporto nel contesto. Un ambiente di supporto rafforza la motivazione e la perseveranza.

Stress

I conflitti nel contesto sociale, in particolare riguardo al comportamento di fumo, possono scatenare stress e mettere a rischio la cessazione del fumo. Un ambiente positivo e comprensivo può aiutare a ridurre lo stress e facilitare la disassuefazione.

Dinamica di gruppo

Il contesto sociale, sia di supporto che ostile, influisce fortemente sul processo di disassuefazione dal fumo. Dinamiche positive nei gruppi possono favorire la motivazione e la perseveranza, mentre influenze negative possono favorire le ricadute.

Influenza delle dimensioni del gruppo sul successo della cessazione del fumo

Correlazione tra le dimensioni del gruppo e il tasso di successo nell'abbandono del fumo.

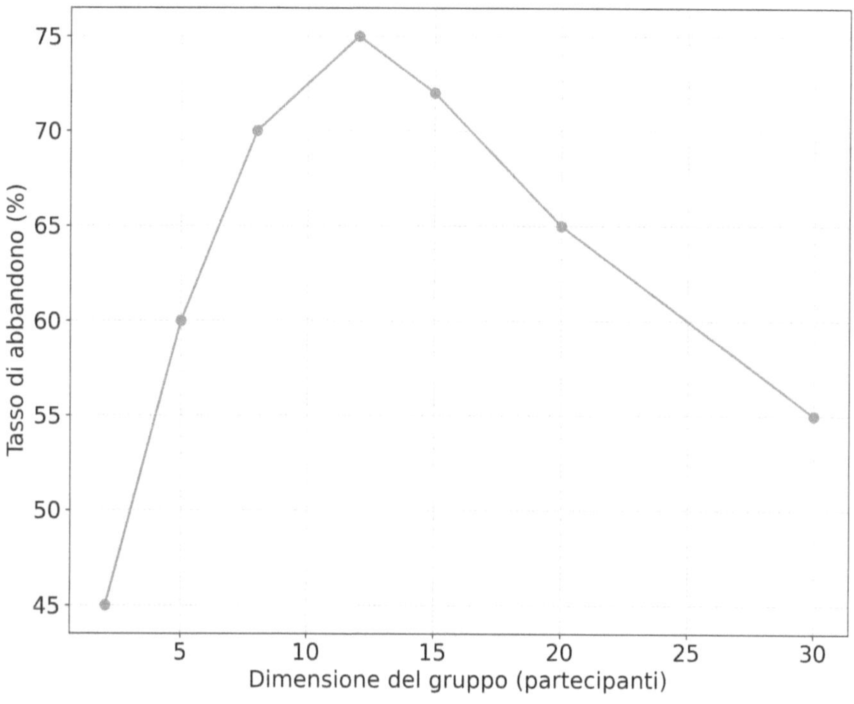

Questo grafico suggerisce una dimensione ottimale del gruppo per i programmi di cessazione del fumo. Mentre i piccoli gruppi offrono un supporto personalizzato, i gruppi più grandi possono favorire un senso di comunità e di esperienza condivisa, portando a un aumento dei tassi di abbandono fino a un certo punto. Tuttavia, gruppi eccessivamente grandi potrebbero diluire l'attenzione individuale e ridurre l'efficacia. I dati evidenziano l'importanza di trovare il giusto equilibrio per le dimensioni del gruppo al fine di massimizzare il successo dell'abbandono.

Consigli concreti

- Fissate con amici e familiari orari precisi per attività comuni che escludano il fumo, come ad esempio una serata di giochi o una visita al cinema.
- Chiedete al vostro ambiente sociale di parlarvi attivamente se sembrate tornare a vecchi schemi comportamentali.
- Confrontatevi con i non fumatori nel vostro ambiente sulle loro strategie per affrontare lo stress e lasciatevi ispirare.
- Organizzate una serata di cucina con amici e sperimentate nuove ricette sane che vi aiutino a dimenticare il fumo.
- Visitate con il vostro partner o amici luoghi che vi trasmettono emozioni positive e che associate alla vostra libertà dal fumo.
- Spiegate al vostro ambiente perché smettere di fumare è importante per voi e come possono supportarvi in questo.
- Partecipate ad attività comuni con non fumatori per creare nuovi contatti sociali e ampliare il vostro ambiente.

3. 3 Adattamento dello stile di vita

La vita quotidiana dopo aver smesso di fumare presenta nuove sfide e opportunità. L'aumento di peso, le fluttuazioni dell'umore e la gestione delle vecchie abitudini sono problemi comuni. Cambiamenti nello stile di vita, come una dieta adeguata e l'esercizio fisico, offrono strategie efficaci per affrontarli e migliorare la salute in modo sostenibile. Continua a leggere e scopri come rendere la tua vita quotidiana senza fumo e sana.

Un successo nel cessare di fumare è notevolmente supportato dalla combinazione di diversi cambiamenti nello stile di vita, come una dieta sana e un'attività fisica regolare.

Cambiamento della dieta

Un cambiamento della dieta può supportare la disassuefazione dal fumo e avere effetti positivi sulla salute [s90]. L'integrazione della consulenza nutrizionale nei programmi di disassuefazione dal fumo può migliorare il consumo di frutta, verdura e cereali per la colazione [s90]. Anche se un aumento di peso dopo la disassuefazione dal fumo è comune, cambiamenti sostenibili nella dieta possono aiutare a controllarlo. Il supporto da parte di consulenti e gruppi può aiutare i partecipanti sia a smettere di fumare che a gestire il proprio peso [s90]. Consulenti appositamente formati facilitano l'integrazione della consulenza nutrizionale nei programmi esistenti. Un cambiamento della dieta nell'ambito della disassuefazione dal fumo dovrebbe puntare su alimenti integrali e nutrienti. Una dieta vegetariana a basso contenuto di grassi, con una percentuale di grassi di circa il 10%, può, in combinazione con l'esercizio fisico, la gestione dello stress e il supporto psicosociale, contribuire alla regressione dell'aterosclerosi coronarica [s91]. Questo dimostra quanto sia forte l'influenza della dieta sulla salute cardiovascolare. Una dieta ricca di frutta, verdura, pesce, carne magra e latticini a basso contenuto di grassi riduce la pressione sanguigna e il rischio di malattie cardiovascolari [s92]. I cereali integrali, le noci e i grassi sani contribuiscono ulteriormente a ridurre il rischio di eventi cardiovascolari. Ad esempio, il consumo regolare di noci come

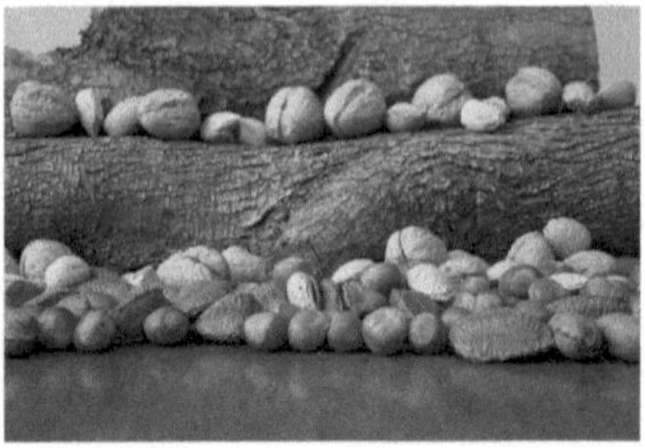

Noci [i13]

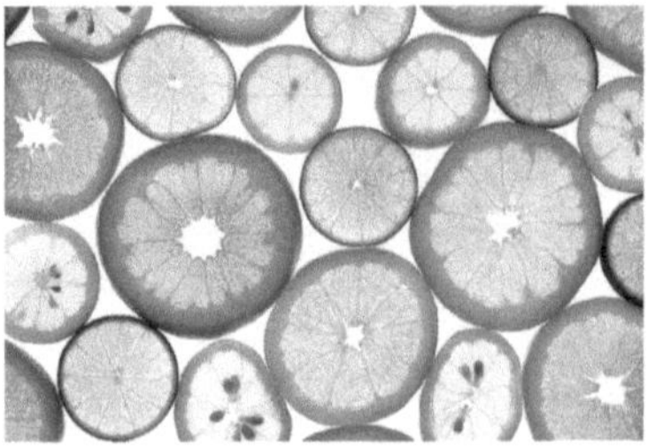

Frutta [i14]

spuntino al posto di snack zuccherati può essere un cambiamento semplice ma efficace. Pertanto, un cambiamento della dieta può non solo promuovere la salute generale, ma anche ridurre il rischio di malattie secondarie favorite dal fumo. Diete come quella mediterranea o la DASH-Diät, ricche di frutta, verdura, pesce e cereali integrali, riducono il rischio di diabete di tipo 2 e malattie cardiache [s93].

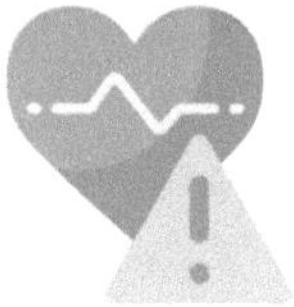

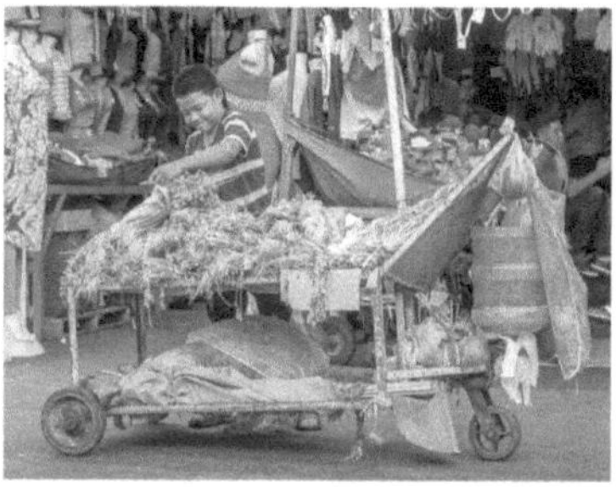

Verdure [i15]

Utile sapere

Consulenza nutrizionale

Una consulenza nutrizionale può aiutare a sviluppare abitudini alimentari sane che riducono il desiderio di sigarette e possono prevenire un aumento di peso dopo la cessazione del fumo.

DASH-Diät

La DASH-Diät (Dietary Approaches to Stop Hypertension) è un piano alimentare progettato per ridurre la pressione sanguigna. È ricca di frutta, verdura, cereali integrali e latticini a basso contenuto di grassi e povera di sodio, acidi grassi saturi e zucchero. Può aiutare a mitigare gli effetti negativi del fumo sulla pressione sanguigna.

Dieta vegetariana

Una dieta vegetariana può supportare il corpo nella disintossicazione e ridurre il rischio di malattie causate dal fumo. Fornisce nutrienti importanti e può aumentare il benessere generale.

Salute cardiovascolare

La salute cardiovascolare beneficia notevolmente di una dieta sana e dell'assenza di fumo. Una dieta equilibrata può supportare la rigenerazione del sistema cardiovascolare dopo la cessazione del fumo.

Nuove abitudini alimentari dopo aver smesso di fumare

Distribuzione delle nuove abitudini alimentari adottate dopo aver smesso di fumare.

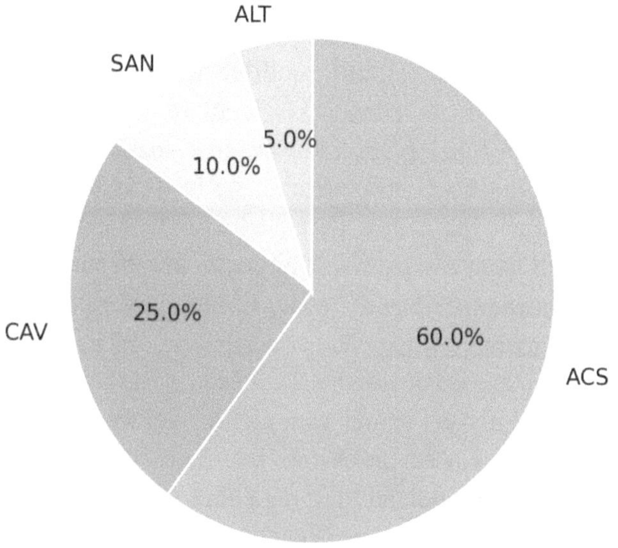

ACS: Alimentazione più sana (Pasti equilibrati, cucina casalinga)

ALT: Altri cambiamenti nella dieta

CAV: Aumento del consumo di frutta e verdura

SAN: Aumento del consumo di snack (Dolci, snack salati)

La maggior parte delle persone ha adottato abitudini alimentari più sane, indicando un cambiamento positivo verso un miglioramento del benessere generale. L'aumento del consumo di frutta e verdura suggerisce una maggiore attenzione agli alimenti ricchi di nutrienti. Sebbene alcune persone si siano rivolte agli snack, la percentuale relativamente piccola suggerisce che non si tratta della tendenza dominante. Questi dati evidenziano i diversi modi in cui le persone adattano la loro dieta dopo aver smesso di fumare, con una chiara enfasi su scelte più sane.

Stabilire routine di esercizio fisico stabilire

L'attività fisica offre numerosi vantaggi durante e dopo la cessazione del fumo. Può non solo aiutare a controllare il peso – un aspetto comune che preoccupa gli ex-fumatori –, ma anche migliorare l'umore e ridurre lo stress. Proprio nelle fasi di disintossicazione, in cui possono verificarsi inquietudine e irritabilità, lo sport ha un effetto equilibrante e migliora il benessere generale. Inoltre, un allenamento regolare rafforza il sistema cardiovascolare e la funzione polmonare, aree spesso compromesse dal fumo. [s94] L'attività fisica promuove anche la circolazione sanguigna e l'apporto di ossigeno al corpo, portando a un aumento dell'energia e della capacità di concentrazione. Un piano di allenamento dovrebbe essere personalizzato e tenere conto delle preferenze personali e dell'attuale condizione fisica. È consigliabile iniziare con attività moderate e aumentare gradualmente l'intensità e la durata delle sessioni di allenamento. Attività come camminare velocemente, nuotare o andare in bicicletta sono adatte per iniziare e possono essere facilmente integrate nella vita quotidiana. La regolarità è importante. Invece di allenarsi intensamente un giorno e poi prendersi una pausa per diversi giorni, sessioni di allenamento più brevi ma più frequenti sono più efficaci. Anche solo 30 minuti di attività moderata nella maggior parte dei giorni della settimana possono avere effetti positivi. [s94] L'integrazione dell'attività fisica nella vita quotidiana può essere facilitata da appuntamenti fissi nel calendario, dalla ricerca di un compagno di allenamento o dalla partecipazione a un corso sportivo. Routine di esercizio fisico consolidate a lungo termine non solo contribuiscono a una cessazione del fumo di successo, ma promuovono anche in modo sostenibile la salute e il benessere generale.

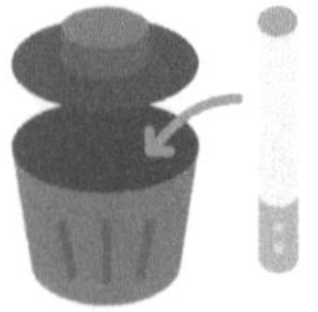

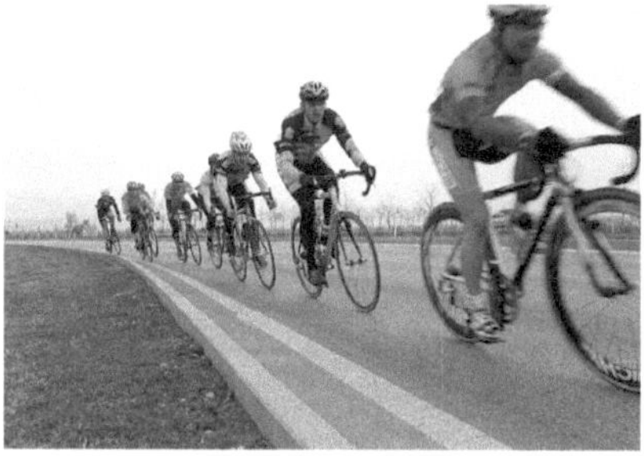

Andare in bicicletta [i16]

Utile sapere

Condizione fisica

La condizione fisica di una persona, che influisce sulla sua capacità di svolgere attività sportive. Nella modifica dello stile di vita nell'ambito della cessazione del fumo, è importante considerare l'attuale condizione fisica per evitare sovraccarichi e mantenere la motivazione.

Ex-fumatori

Persone che in passato hanno fumato e ora cercano di vivere senza tabacco. Un cambiamento dello stile di vita è spesso necessario per rimanere senza fumo a lungo termine.

Sessioni di allenamento

Singole unità di sport che fanno parte di un piano di allenamento. La durata e l'intensità delle sessioni di allenamento dovrebbero essere adattate gradualmente nel corso del cambiamento dello stile di vita, per non sovraccaricare il corpo e supportare la cessazione del fumo.

Routine di esercizio fisico

Attività fisiche regolari integrate nella vita quotidiana. Le routine di esercizio fisico aiutano a ridurre lo stress causato dall'astinenza da nicotina e a diminuire il desiderio di sigarette, supportando così la cessazione del fumo.

Scelte di esercizi popolari per il cambiamento dello stile di vita

Frequenza degli esercizi durante la cessazione del fumo

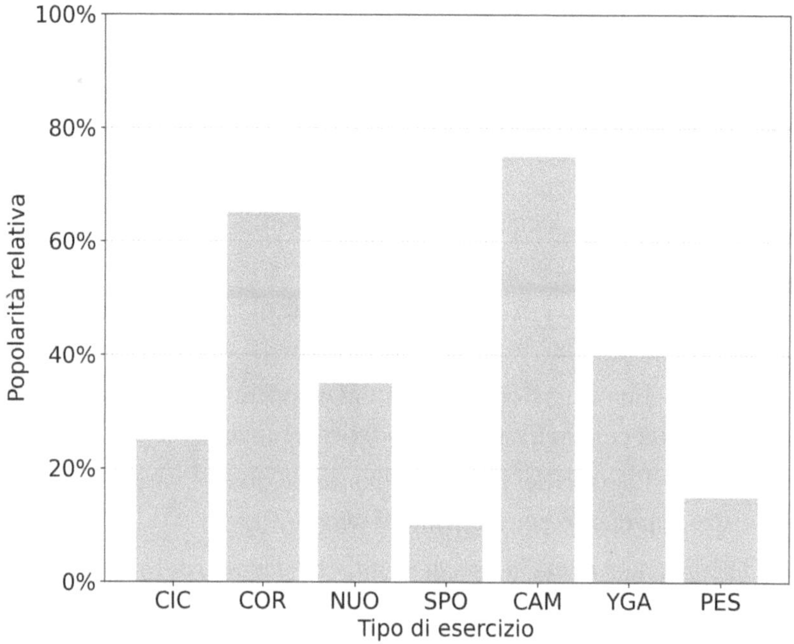

CAM: Camminata
CIC: Ciclismo
COR: Corsa
NUO: Nuoto
PES: Pesistica
SPO: Sport di squadra
YGA: Yoga

Camminare e fare jogging sono gli esercizi scelti più frequentemente, probabilmente a causa della loro accessibilità e facilità di integrazione nelle routine quotidiane. Lo yoga e il nuoto mostrano una popolarità moderata, forse attraenti per coloro che cercano la riduzione dello stress o attività a basso impatto. Gli sport di squadra e il sollevamento pesi sono meno comuni, probabilmente riflettendo vincoli di tempo o una preferenza per l'esercizio individuale durante questo periodo di cambiamento. Incoraggiare la partecipazione a una varietà di attività potrebbe supportare ulteriormente le persone nel loro percorso per smettere di fumare.

Consigli concreti

- Scoprite la varietà di bevande analcoliche e create i vostri cocktail preferiti senza alcol.
- Allestite un angolo lettura accogliente e immergetevi in storie avvincenti, invece di afferrare una sigaretta.
- Imparate un nuovo mestiere come la ceramica o il lavoro a maglia, per tenere le mani occupate e allo stesso tempo essere creativi.
- Visitate regolarmente un mercato settimanale e lasciatevi ispirare da prodotti freschi e locali per nuovi piatti sani.
- Integrate brevi sessioni di movimento nella vostra giornata lavorativa: alzatevi in piedi mentre parlate al telefono o fate una passeggiata durante la pausa pranzo.
- Pianificate un'escursione nella natura e godetevi l'aria fresca e la tranquillità per contrastare il desiderio di fumare.
- Scoprite il mondo dei tè: sperimentate con diverse varietà e trovate il vostro tè preferito per momenti di relax.
- Date una nuova vita ai vecchi vestiti che odorano di fumo: riciclateli o regalate.
- Create un nuovo rituale serale: godetevi un bagno rilassante con oli essenziali o ascoltate musica calmante.
- Imparate una nuova lingua o iscrivetevi a un corso online per migliorare la vostra forma mentale e fissare nuovi obiettivi.
- Impegnatevi nel volontariato e aiutate gli altri: questo rafforza la vostra autostima e distoglie l'attenzione dal desiderio di fumare.
- Celebrate le vostre settimane e mesi senza fumo con un'esperienza speciale che desiderate da tempo.
- Lasciatevi ispirare dai successi degli altri e confrontatevi con persone che vivono anch'esse senza fumo.

Revisione - 3. Senza fumo nella vita quotidiana

Il percorso verso la libertà dal fumo è un viaggio personale che richiede determinazione e la giusta strategia. Lo stress, spesso un apparente motivo per fumare, può essere affrontato in modo più efficace attraverso metodi alternativi. Invece di afferrare una sigaretta, puoi imparare tecniche di rilassamento come la respirazione profonda o esercizi di mindfulness per trovare calma nei momenti di stress. L'attività fisica, sia una passeggiata nel parco che una breve sessione di yoga, riduce gli ormoni dello stress e rilascia ormoni della felicità. Anche la terapia cognitivo-comportamentale offre strumenti per riconoscere e modificare i modelli di pensiero negativi che portano al fumo. Imparerai a identificare i tuoi fattori scatenanti personali e a sviluppare soluzioni costruttive.

Oltre alla gestione dello stress, lo sviluppo di comportamenti sostitutivi gioca un ruolo cruciale. Analizza il tuo comportamento di fumo e scopri in quali situazioni tendi a prendere una sigaretta. Questi momenti offrono l'opportunità di stabilire nuove abitudini sane. Una caramella senza zucchero può sostituire la sigaretta dopo i pasti, mentre una breve passeggiata all'aria aperta può sostituire la pausa per fumare in ufficio. Approfitta del tempo guadagnato per attività che ti piacciono e che migliorano il tuo benessere, come un nuovo hobby o più tempo con amici e familiari. La combinazione di diverse strategie, come la terapia sostitutiva della nicotina e le interventi comportamentali, aumenta ulteriormente le tue possibilità di successo.

È particolarmente importante riconoscere e affrontare precocemente le situazioni di rischio che possono favorire una ricaduta. Rifletti sulle tue vulnerabilità personali e sviluppa piani d'azione concreti. In contesti in cui la pressione sociale per fumare può essere alta, ad esempio, è utile parlare in anticipo con amici e familiari della tua decisione di smettere e chiedere il loro supporto. Ricompensati per i periodi senza fumo per rafforzare la tua motivazione. Visualizza i benefici di una vita senza fumo e ricordati, nei momenti difficili, i tuoi motivi per smettere.

Un ambiente sociale di supporto, in particolare la famiglia, è un prezioso alleato nel tuo cammino verso la libertà dal fumo. Una comunicazione aperta sulle tue esigenze e sfide facilita il supporto da parte dei tuoi cari. Chiedi loro, ad esempio, di non tenere sigarette in casa e di creare insieme a te zone senza fumo. Il confronto con altri fumatori ed ex-fumatori in gruppi di autoaiuto può darti ulteriore forza e motivazione. Non esitare a chiedere aiuto professionale. La consulenza nutrizionale e la terapia fisica possono aiutarti a cambiare positivamente il tuo stile di vita e a rafforzare la tua salute in modo duraturo. Il percorso verso la libertà dal fumo può presentare sfide, ma con la giusta strategia e supporto raggiungerai il tuo obiettivo e guadagnerai una vita più sana e appagante.

4. Aspetti specifici di genere

Perché per alcune persone è più facile smettere di fumare rispetto ad altre? La risposta spesso risiede più in profondità della semplice forza di volontà: ha molto a che fare con il sesso biologico e sociale. Donne e uomini non si differenziano solo nelle loro abitudini di fumo, ma anche nelle loro motivazioni e nelle probabilità di successo nel smettere. Mentre la dipendenza da nicotina ha basi biochimiche simili per tutti, i fattori specifici di genere giocano un ruolo cruciale nella scelta della strategia di cessazione ottimale. Questo capitolo mette in luce le differenze essenziali e mostra come influenzano il percorso verso una vita senza fumo.

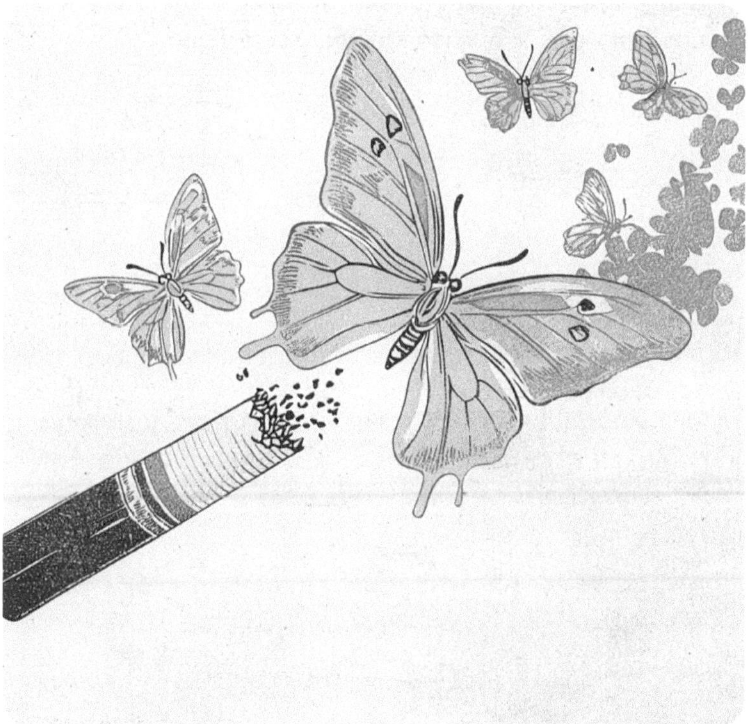

4. 1 Particolarità nelle donne

Il processo di disassuefazione al fumo per le donne si presenta spesso in modo diverso rispetto agli uomini a causa di influenze ormonali e fattori psicosociali. Le fluttuazioni ormonali, in particolare in relazione agli estrogeni e al progesterone, influenzano il desiderio di nicotina e possono modificare l'efficacia delle strategie di disassuefazione. Inoltre, la paura di un aumento di peso e il bisogno di supporto emotivo giocano un ruolo importante. Queste peculiarità richiedono strategie adattate per una disassuefazione al tabacco di successo. Tenere conto dei fattori ormonali e psicologici consente di superare le barriere individuali e di migliorare significativamente le probabilità di successo. Continua a leggere per comprendere le sfide e le opportunità specifiche della disassuefazione al fumo per le donne e per trovare il tuo percorso verso una vita senza fumo.

Il ciclo femminile influisce sulla cessazione del fumo; la fase luteale tardiva (alto livello di progesterone) può facilitare l'astinenza.

Influenze ormonali

Le fluttuazioni ormonali influenzano in modo significativo la cessazione del fumo nelle donne. Il corpo femminile metabolizza la nicotina più rapidamente rispetto a quello maschile, specialmente in concomitanza con l'assunzione di contraccettivi ormonali [s95] [s96] [s97]. Questo metabolismo più veloce può ridurre l'efficacia della terapia sostitutiva della nicotina e aumentare il desiderio di sigarette [s96]. I livelli di estrogeni sembrano essere direttamente correlati al desiderio e alla ricompensa fornita dalla nicotina [s96]. Pertanto, nelle fasi di aumento dei livelli di estrogeni, come durante alcune fasi del ciclo mestruale, il desiderio di nicotina può essere particolarmente forte [s98]. Al contrario, il progesterone sembra avere un effetto soppressivo sul desiderio di fumare [s98]. Chi pianifica di smettere di fumare dovrebbe tenere conto di queste fluttuazioni ormonali. Smettere di fumare nella fase luteale, in cui i livelli di progesterone sono elevati, potrebbe facilitare la cessazione [s98]. Inoltre, la paura di aumentare di peso e le fluttuazioni dell'umore, insieme al bisogno accentuato di supporto emotivo, rendono la cessazione più difficile per le donne [s96]. Oltre ai fattori fisiologici, anche i fattori sociali possono giocare un ruolo. Le donne sperimentano più frequentemente discriminazioni, il che può influenzare negativamente l'umore e le capacità cognitive durante la cessazione [s99]. Questi fattori possono ulteriormente complicare la cessazione e dovrebbero essere considerati nella pianificazione e nell'attuazione.

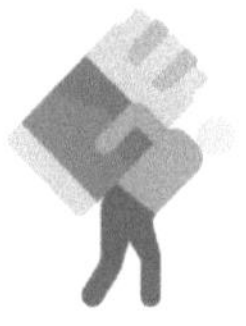

Utile sapere

Contraccettivi ormonali

I contraccettivi ormonali come la pillola possono accelerare il metabolismo della nicotina nel corpo, influenzando il desiderio di fumare e la difficoltà nella cessazione.

Fase luteale

La fase luteale è la seconda metà del ciclo mestruale, in cui i livelli di progesterone sono elevati, il che può facilitare la cessazione del fumo.

Progesterone

Il progesterone, un altro ormone sessuale femminile, può ridurre il desiderio di fumare, a differenza dell'estrogeno, influenzando positivamente la cessazione del fumo.

Terapia sostitutiva della nicotina

La terapia sostitutiva della nicotina utilizza prodotti come cerotti o gomme alla nicotina per disintossicare lentamente il corpo dalla nicotina. L'efficacia può essere compromessa dal metabolismo più veloce della nicotina nelle donne, specialmente in combinazione con la contraccezione ormonale.

Influenza ormonale sul desiderio

Correlazione tra i livelli di estrogeni e il desiderio di sigaretta durante il ciclo mestruale.

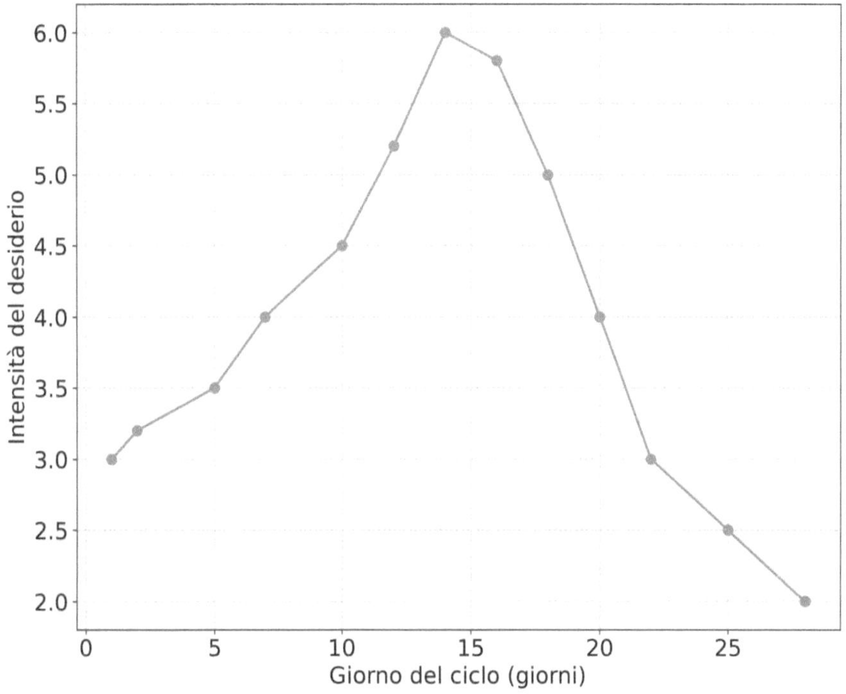

Questo grafico suggerisce un andamento ciclico nell'intensità del desiderio, potenzialmente correlato alle fluttuazioni dei livelli di estrogeni. I picchi indicano periodi di maggiore vulnerabilità alle ricadute, evidenziando l'importanza di un supporto mirato in questi momenti. I dati suggeriscono anche che il desiderio è generalmente inferiore durante la fase luteale (maggiore progesterone).

Controllo del peso

La paura di un aumento di peso rappresenta un grande ostacolo per molte donne nel smettere di fumare. Infatti, fino al 75% delle fumatrici riporta di non voler aumentare più di 2,3 kg [s100]. Questa paura può non solo impedire l'inizio di un programma di disintossicazione, ma anche portare a ricadute [s100]. Studi dimostrano che le donne con preoccupazioni riguardo al peso durante la fase di disintossicazione sperimentano sintomi di astinenza più intensi e ricadono più frequentemente [s100]. Pertanto, è importante integrare strategie di controllo del peso nella disintossicazione dal fumo [s101]. L'attività fisica, come lo yoga, può aiutare a evitare un aumento di peso e migliorare la salute mentale, aumentando così le probabilità di successo nella disintossicazione dal tabacco [s102]. Inoltre, le interventi comportamentali mirati a una dieta sana e a un maggiore movimento possono ridurre l'aumento di peso senza compromettere l'astinenza [s103]. Un piano alimentare strutturato con pasti regolari e un'adeguata attività fisica può minimizzare il rischio di aumento di peso. In particolare, le donne con un disturbo da alimentazione incontrollata e sovrappeso sono a rischio di aumentare di peso dopo aver smesso di fumare [s104]. Per queste donne, è consigliabile una terapia mirata per il disturbo alimentare, al fine di apprendere meccanismi alternativi di coping per lo stress e stabilire abitudini alimentari regolari [s104]. Infatti, situazioni di stress, come la perdita di una persona cara, possono intensificare sia il comportamento alimentare che il desiderio di fumare [s104]. La combinazione di disintossicazione dal fumo e trattamento dei disturbi alimentari può quindi supportare il controllo del peso e ridurre la probabilità di ricadute [s104]. Interventi che riducono emozioni negative riguardo al peso e all'immagine corporea possono ulteriormente migliorare le probabilità di successo [s100].

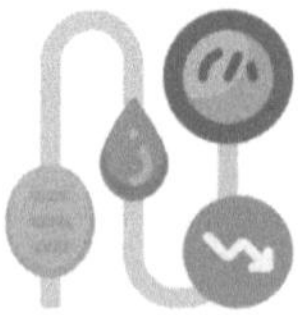

Disturbo da alimentazione incontrollata

Disturbo alimentare caratterizzato da episodi ricorrenti di abbuffate, durante i quali vengono consumate grandi quantità di cibo in breve tempo. Questi episodi sono spesso accompagnati da una sensazione di perdita di controllo e possono scatenare sentimenti di vergogna e colpa. Il disturbo da alimentazione incontrollata può rendere più difficile la disintossicazione dal fumo, poiché il cibo può fungere da soddisfazione sostitutiva per la sigaretta.

Interventi comportamentali

Strategie e tecniche specifiche volte a modificare comportamenti non salutari e promuovere abitudini sane. Nel contesto della disintossicazione dal fumo, possono consistere, ad esempio, nell'apprendere meccanismi alternativi di coping per lo stress, controllare il desiderio di fumare o ottimizzare l'alimentazione e l'attività fisica per contrastare un aumento di peso.

Cambiamento di peso durante la cessazione del fumo nelle donne

Sviluppo dell'IMC nelle donne durante la cessazione del fumo, classificato per meccanismi di coping.

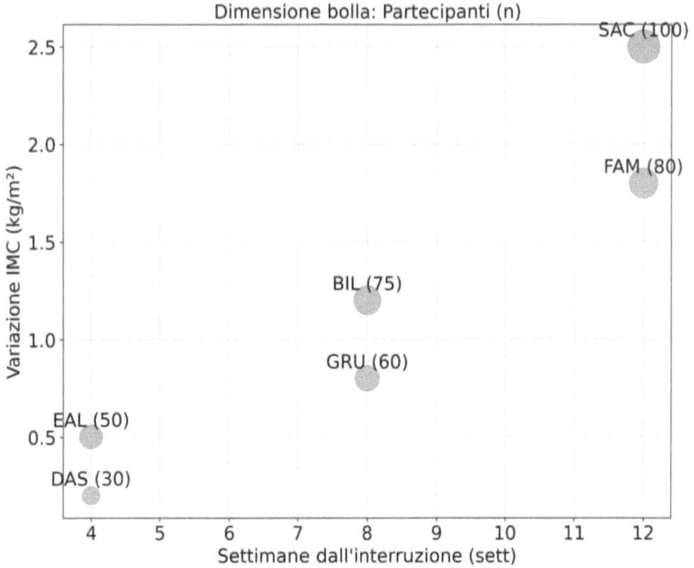

Blasengröße: Partecipanti (n)

BIL: Approccio equilibrato

EAL: Concentrato sull'esercizio

GRU: Gruppi di supporto

DAS: Dieta e abitudini sane

FAM: Assistito da farmaci

SAC: Mangiare da stress

Il grafico indica una tendenza all'aumento dell'IMC durante la cessazione del fumo. Le donne che utilizzano il mangiare da stress come meccanismo di coping mostrano il maggiore aumento dell'IMC, mentre quelle che si concentrano sull'esercizio fisico e su diete sane sperimentano cambiamenti minori. Ciò evidenzia l'importanza di incorporare scelte di vita sane durante il processo di interruzione per mitigare il potenziale aumento di peso.

Consigli concreti

- Sfruttate le fluttuazioni ormonali legate al ciclo a vostro favore: pianificate la vostra cessazione del fumo nella seconda metà del ciclo, quando il progesterone vi aiuta a ridurre il desiderio.
- Concedetevi un bagno rilassante con olio di lavanda durante le fasi di maggiore desiderio di fumare: calma e riduce lo stress.
- Tenete un diario del ciclo per riconoscere i vostri alti e bassi personali del desiderio di fumare e intervenire in modo mirato.
- Sviluppate strategie individuali per ogni fase del ciclo: movimento durante la sindrome premestruale, relax durante le mestruazioni.
- Parlate apertamente con le donne intorno a voi delle sfide ormonali nella cessazione del fumo e scambiate esperienze.
- Rafforzate la vostra cura di voi stesse nella prima metà del ciclo: concedetevi sonno sufficiente, una dieta sana e attività piacevoli.
- Sfruttate la forza dei rituali femminili: create un tè senza fumo a base di alchemilla e achillea, che vi supporta durante la menopausa.
- Trovate una mentore per la cessazione del fumo che comprenda le peculiarità ormonali delle donne e vi accompagni in modo individuale.
- Celebrate i vostri giorni senza fumo con un rituale che rafforzi la vostra femminilità: un vestito nuovo, una visita in un centro estetico.
- Puntate sulla forza della comunità: create un circolo senza fumo con altre donne e sostenetevi a vicenda.
- Sviluppate un mantra personale che enfatizzi la vostra forza femminile e vi dia energia nei momenti di desiderio.
- Visualizzate come la cessazione del fumo rafforzi il vostro equilibrio interiore e il vostro benessere femminile.

4. 2 Particolarità negli uomini

Gli uomini spesso associano il fumo alla forza e al controllo. Pertanto, smettere di fumare può essere interpretato come una perdita di queste caratteristiche e aumentare la pressione sulle prestazioni. Allo stesso tempo, le aspettative sociali e i modelli di ruolo influenzano il comportamento di fumo e complicano il processo di disassuefazione. Il corpo reagisce all'astinenza da nicotina con una serie di cambiamenti, alcuni dei quali possono essere impegnativi. Questo capitolo esplora gli aspetti specifici di genere della disassuefazione al fumo negli uomini e apre la strada a una vita senza fumo e autodeterminata.

Gli uomini spesso vivono la cessazione del fumo come una sfida alla loro mascolinità, poiché il fumo è erroneamente associato alla forza e al controllo. Pertanto, la disassuefazione può essere legata a pressione e alla sensazione di perdita di controllo. È importante mettere in discussione questo modello di ruolo e sottolineare gli effetti positivi della cessazione del fumo sulla salute e sull'autostima.

Gestire la pressione da prestazione

Molti uomini associano il fumo al successo, alla forza e al controllo. Smettere di fumare può quindi essere interpretato come un segno di debolezza e perdita di controllo, il che aumenta la pressione da prestazione. [s105] Questa pressione può manifestarsi in vari ambiti della vita: nel lavoro, in famiglia o tra amici. Per rompere questo circolo vizioso, è importante mettere in discussione il legame tra fumo e prestazione. La nicotina non migliora le prestazioni, ma le danneggia a lungo termine. Concentrati invece sui reali vantaggi di smettere di fumare: più energia, una migliore forma fisica e un autostima aumentata grazie al superamento con successo della dipendenza. Questi effetti positivi rafforzano la fiducia in se stessi e riducono la pressione di dover essere definiti dalle sigarette. Una strategia per ridurre la pressione è fissare obiettivi realistici. Invece di puntare a una rottura radicale, riduzioni graduali del consumo di tabacco possono aiutare a vivere successi e aumentare la motivazione. Un uomo che fuma 20 sigarette al giorno potrebbe, ad esempio, decidere di fumare solo 15 nella prima settimana, 10 nella seconda settimana e così via. Questo metodo consente di gestire il processo in modo controllato e di accumulare esperienze positive, il che a sua volta riduce la pressione da prestazione. [s105] Inoltre, può essere utile considerare la disassuefazione dal fumo come una competizione sportiva con se stessi. Documenta i tuoi progressi, premiati per i traguardi raggiunti e analizza i fallimenti per imparare da essi. In questo modo trasformi la pressione in una sfida positiva e rafforzi la tua autoefficacia. Il supporto di amici, familiari o selbsthilfegruppen può anche attenuare la pressione e offrire nuove strategie per affrontarla. Una comunicazione aperta sulle proprie difficoltà e successi allevia e rafforza il senso di comunità. È importante trovare la strategia giusta per sé e non lasciarsi scoraggiare dai fallimenti. Ogni passo verso la libertà dal fumo è un successo e

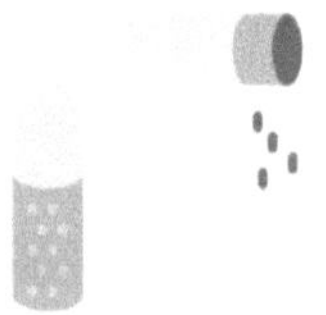

contribuisce a superare a lungo termine la pressione da prestazione e a condurre una vita più sana e autodeterminata.

Utile sapere

Autostima

L'autostima descrive la propria valutazione della personalità e del proprio valore. Una bassa autostima può rendere più difficile per gli uomini smettere di fumare, poiché il fumo viene erroneamente utilizzato come mezzo di autoaffermazione e gestione dello stress. Superare con successo la disassuefazione dal fumo può rafforzare in modo duraturo l'autostima.

Nicotina

La nicotina è una sostanza che crea dipendenza nel tabacco, che attiva il sistema di ricompensa nel cervello e porta così alla dipendenza. Negli uomini, la mancanza di dopamina causata dall'astinenza da nicotina può portare a sintomi di astinenza intensificati come irritabilità, difficoltà di concentrazione e aumento dell'appetito.

Affrontare la pressione durante la cessazione del fumo: strategie degli uomini

Confronto dei meccanismi di coping utilizzati dagli uomini durante la cessazione del fumo.

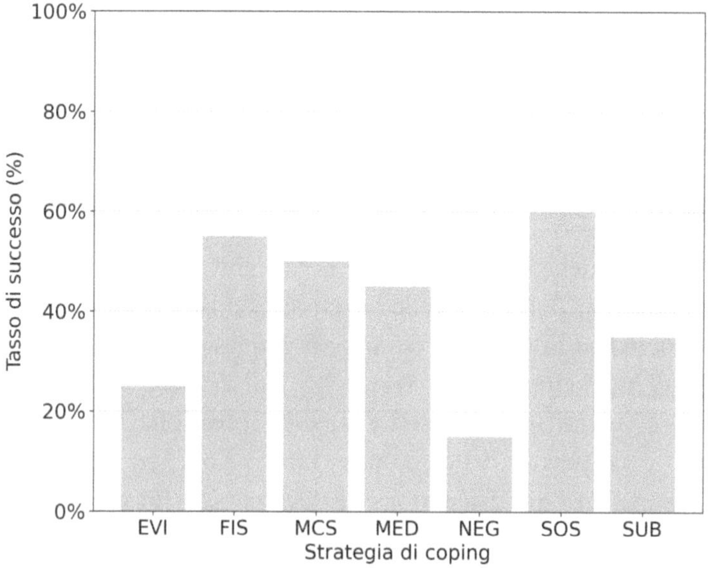

EVI: Evitamento (ad esempio, evitare i fattori scatenanti)

FIS: Attività fisica

MCS: Mindfulness/Capacità di coping

MED: Farmaci (ad esempio, NRT)

NEG: Negazione/Minimizzazione

SOS: Gruppi di supporto

SUB: Sostituzione (ad esempio, svapo)

Questo grafico evidenzia la diversa efficacia delle diverse strategie di coping utilizzate dagli uomini per smettere di fumare. L'evitamento e la negazione sembrano meno efficaci rispetto a strategie più proattive. La ricerca di supporto e il coinvolgimento in attività fisica sono correlati a tassi di successo più elevati, suggerendo che affrontare attivamente la sfida piuttosto che reprimerla porta a risultati migliori. Ciò sottolinea l'importanza di raccomandare e fornire risorse per questi meccanismi di coping più efficaci nei programmi di cessazione.

Aspettative sociali

Le aspettative sociali influenzano fortemente il comportamento al fumo degli uomini e possono rendere difficile la disassuefazione dal tabacco. Le norme sociali e modelli di ruolo plasmano spesso la percezione della mascolinità, con il fumo talvolta associato a caratteristiche come forza, indipendenza o "coolness" [s106]. Queste associazioni possono portare gli uomini a conferire un valore sociale al consumo di tabacco, utilizzandolo come mezzo per integrarsi in determinati gruppi o per affermare la propria identità. Smettere di fumare può essere percepito in questo contesto come una rottura di queste norme e come una perdita di appartenenza sociale. Un uomo che è l'unico non fumatore nel suo gruppo di amici potrebbe sentirsi escluso o meno maschile, ad esempio. L'industria del tabacco amplifica queste idee attraverso mirate strategie di marketing che si rivolgono agli uomini nel loro presunto ruolo di fumatori. Per superare questa pressione sociale, è utile diventare consapevoli delle proprie motivazioni per il consumo di tabacco e mettere in discussione il legame tra fumo e accettazione sociale. La consapevolezza che la propria identità non dipende dal consumo di tabacco e la ricerca di strategie alternative per l'interazione sociale, come la partecipazione ad attività sportive o la cura di altri hobby, possono supportare il processo di disassuefazione. Inoltre, lo scambio con altri uomini che hanno smesso di fumare con successo può dimostrare che la libertà dal fumo e la mascolinità non si escludono a vicenda. Sviluppare una nuova immagine di sé che pone la salute e il benessere al centro rafforza la motivazione e la fiducia in se stessi nell'affrontare situazioni sociali in cui il fumo è presente. Le differenze nel consumo di tabacco tra uomini e donne sono culturalmente determinate e variano in tutto il mondo [s106]. In alcune culture, il fumo tra gli uomini è significativamente più diffuso che tra le donne, aumentando ulteriormente la pressione sociale sui fumatori maschili. Comprendere

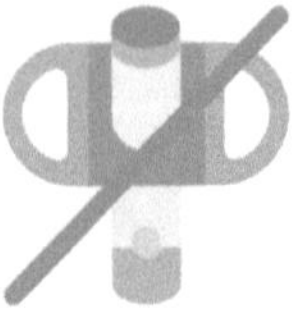

queste differenze culturali e confrontarsi con le aspettative ad esse associate può aiutare a sviluppare strategie individuali per affrontare la pressione sociale e attuare con successo la disassuefazione dal fumo.

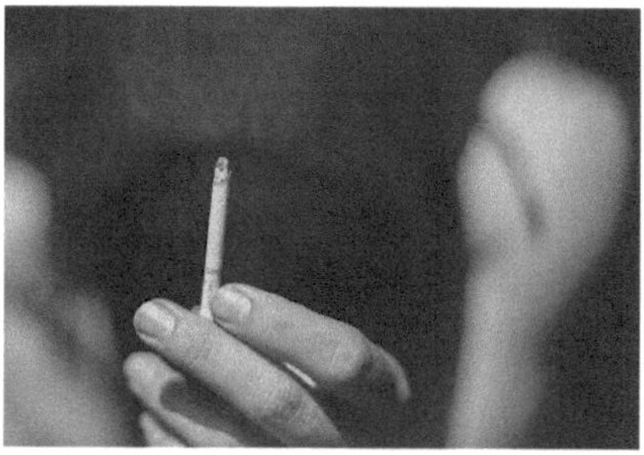

Immagine di sé [i17]

Utile sapere

Immagine di sé

L'immagine di sé di un uomo può essere strettamente legata al suo comportamento di fumo. Il fumo è talvolta visto come un'espressione di mascolinità, ribellione o individualità. La disassuefazione dal fumo richiede quindi spesso una ridefinizione dell'immagine di sé, ponendo la salute e il benessere al centro. Sviluppare una percezione corporea positiva e nuove abitudini può supportare questo processo.

Modelli di ruolo

I modelli di ruolo tradizionali possono influenzare il consumo di tabacco tra gli uomini. L'aspettativa che gli uomini siano forti, indipendenti e privi di emozioni può portare a utilizzare il fumo come meccanismo di coping per lo stress e le emozioni. Nel contesto della disassuefazione dal fumo, è importante mettere in discussione questi modelli di ruolo e sviluppare strategie alternative e salutari per affrontare lo stress.

Strategie di marketing

L'industria del tabacco utilizza strategie di marketing specifiche mirate agli uomini per promuovere il consumo di tabacco. Queste strategie fanno leva su concezioni tradizionali di mascolinità e collegano il fumo a caratteristiche come forza, indipendenza e successo. Tali campagne possono rendere ulteriormente difficile la disassuefazione dal fumo per gli uomini, poiché toccano norme sociali e modelli di ruolo profondamente radicati.

Influenze Sociali sulla Cessazione del Fumo negli Uomini

Ripartizione dei fattori sociali che influenzano la cessazione del fumo negli uomini.

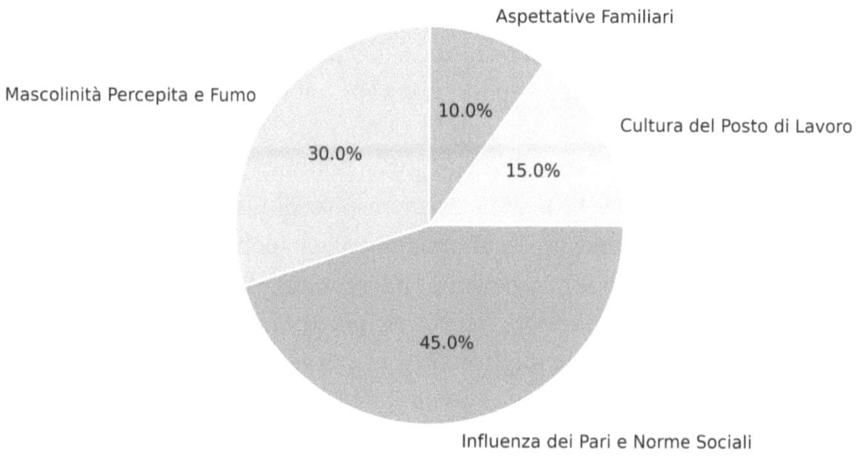

FAM: Aspettative Familiari

MAS: Mascolinità Percepita e Fumo

PEER: Influenza dei Pari e Norme Sociali

WRK: Cultura del Posto di Lavoro

Questo grafico evidenzia la significativa influenza dei fattori sociali sui percorsi di cessazione del fumo negli uomini. La pressione dei pari e le norme sociali sembrano svolgere un ruolo sostanziale, suggerendo che gli interventi mirati a queste aree potrebbero essere utili. Sebbene anche la cultura del posto di lavoro contribuisca, il suo impatto sembra meno pronunciato rispetto alle cerchie sociali più ampie e alla mascolinità percepita. Affrontare la pressione interiorizzata che gli uomini possono sentire per conformarsi a determinati ideali maschili, in particolare riguardo al fumo, è fondamentale per il successo dei programmi di cessazione.

Cambiamenti fisici

Con la cessazione del fumo si verificano molteplici cambiamenti fisici, che possono includere sia aspetti positivi che temporaneamente sgradevoli. Già 20 minuti dopo l'ultima sigaretta, il battito cardiaco e la pressione sanguigna diminuiscono. Nelle successive 12 ore, il livello di kohlenmonoxid nel sangue si normalizza, migliorando così l'apporto di ossigeno al corpo. Questo ha effetti positivi, tra l'altro, sulle prestazioni fisiche. Un uomo che pratica regolarmente sport potrebbe notare un aumento della resistenza e un recupero più rapido dopo aver smesso di fumare. Nei successivi due-nove mesi, la funzione polmonare e la circolazione migliorano, la tosse e la mancanza di respiro diminuiscono. Il corpo si rigenera progressivamente, le flimmerhaerchen nelle vie respiratorie si riprendono e possono nuovamente trasportare efficacemente muco e sostanze nocive dai polmoni. Un effetto positivo che porta a una salute respiratoria notevolmente migliorata. Nel corso del primo anno dopo la cessazione del tabacco, il rischio di malattie coronariche e infarto si riduce alla metà rispetto a un fumatore. Dopo cinque-15 anni, il rischio di ictus si avvicina a quello di un non fumatore. Dopo dieci anni, il rischio di cancro ai polmoni si riduce di circa il 50%, e anche il rischio di cancro nella cavità orale, faringe, esofago, vescica, rene e pancreas diminuisce notevolmente. Dopo 15 anni senza sigarette, il rischio di malattie coronariche è equivalente a quello di una persona che non ha mai fumato.

Oltre a questi vantaggi per la salute a lungo termine, nelle prime settimane dopo la cessazione del fumo possono verificarsi anche alcuni effetti collaterali fisici. Questi includono, tra l'altro:

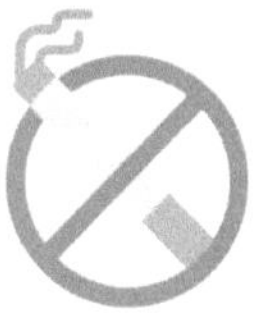

- aumento dell'appetito e voglie
- aumento di peso
- stitichezza
- disturbi del sonno
- difficoltà di concentrazione
- irritabilità aumentata

Questi sintomi sono generalmente temporanei e di solito scompaiono entro poche settimane. Sono un segno che il corpo si sta liberando dagli effetti del nicotina e sta ripristinando le sue normali funzioni. Per controllare l'aumento dell'appetito e un possibile aumento di peso, è consigliabile seguire una dieta equilibrata ricca di frutta e verdura. L'esercizio regolare non solo distrae dal desiderio di sigarette, ma supporta anche il controllo del peso e promuove il benessere generale. Un sonno adeguato e tecniche di rilassamento come yoga o meditazione possono aiutare con i disturbi del sonno e l'irritabilità. Se i sintomi da astinenza sono particolarmente gravi o persistono per un lungo periodo, è consigliabile consultare un medico. Esistono diverse modalità per alleviare questi sintomi e affrontare con successo la cessazione del fumo. I cambiamenti fisici positivi che accompagnano la cessazione del fumo superano di gran lunga i disagi temporanei e contribuiscono in modo significativo a una vita più sana e lunga.

Utile sapere

Malattia coronarica

Le malattie coronariche sono causate dal restringimento delle arterie coronarie che forniscono sangue al muscolo cardiaco. Fumare è un importante fattore di rischio per questa malattia. Smettere di fumare può ridurre significativamente il rischio di malattie coronariche e infarti.

Nicotina

La nicotina è la sostanza che provoca dipendenza nel tabacco. Agisce sul sistema di ricompensa del cervello e porta a una dipendenza fisica. Dopo aver smesso di fumare, si manifestano sintomi di astinenza mentre il corpo si libera dalla nicotina.

Effetti della cessazione del fumo (uomini)

Cambiamenti fisici positivi dopo aver smesso di fumare

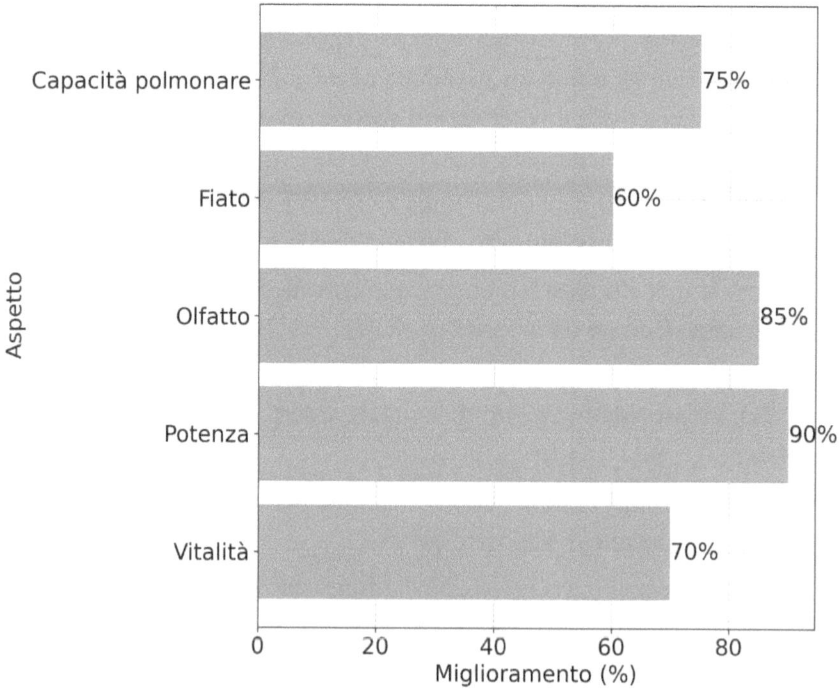

CAP: Capacità polmonare

FIA: Fiato

OLF: Olfatto

POT: Potenza

VIT: Vitalità

Il diagramma a barre visualizza il miglioramento di diversi aspetti fisici dopo aver smesso di fumare negli uomini. Una maggiore funzione polmonare e fitness consentono una maggiore capacità di esercizio. Una migliore circolazione sanguigna e l'apporto di ossigeno portano ad una maggiore potenza e vitalità generale.

Consigli concreti

- Ancorate la vostra libertà dal fumo nella vostra identità maschile: considerate la cessazione del fumo come un'espressione di forza e autocontrollo.
- Cercate la competizione e la sfida: misurate i vostri progressi nella cessazione del fumo come successi sportivi e condivideteli con altri uomini.
- Sottolineate gli effetti positivi della cessazione del fumo sulla vostra performance fisica e potenza: più energia, migliore resistenza – questa è la forza maschile.
- Utilizzate i soldi risparmiati dalle sigarette per attività tipicamente maschili: un nuovo attrezzo, una gita di pesca, un whisky pregiato.
- Trovate modelli maschili che vivono con successo senza fumo e lasciatevi ispirare dalle loro esperienze.
- Sviluppate rituali per affrontare il desiderio che siano in linea con la vostra mascolinità: un giro di legna da ardere, un allenamento di boxe.
- Parlate con altri uomini delle vostre sfide nella cessazione del fumo e costruite una rete di supporto.
- Dimostrate con la vostra libertà dal fumo che mascolinità e salute possono andare di pari passo.
- Considerate la cessazione del fumo come un investimento nel vostro futuro e in quello della vostra famiglia: un padre sano, un partner forte.
- Concentratevi sui benefici per il vostro aspetto esteriore: pelle migliore, denti più bianchi, alito fresco.
- Fate della cessazione del fumo una parte della vostra storia di successo personale: avete il controllo sulla vostra dipendenza, non il contrario.

4. 3 Sfide comuni

La partnership, la professione e l'ambiente sociale influenzano in modo significativo la cessazione del fumo. Dinamiche e sfide diverse possono ridurre la motivazione e favorire le ricadute. Dalle preoccupazioni finanziarie alla pressione dei gruppi – questo capitolo mette in luce i molteplici ostacoli lungo il cammino verso la libertà dal fumo. Scoprite come affrontarli e aumentare in modo sostenibile le vostre possibilità di successo.

Un'interruzione comune del fumo richiede strategie individuali e supporto reciproco per garantire un successo a lungo termine.

Dinamiche di coppia

La cessazione del fumo in una relazione richiede una strategia coordinata, poiché la dinamica tra i partner influisce significativamente sul successo. Se anche il partner fuma, aumenta la probabilità che anche l'altro partner fumi [s107]. Questa situazione richiede una comunicazione aperta e la disponibilità di entrambi i partner a modificare le proprie abitudini. Una cessazione del fumo condivisa può aumentare le possibilità di successo, poiché i partner possono motivarsi e supportarsi a vicenda. Allo stesso tempo, è importante considerare le esigenze e le strategie individuali. Un partner potrebbe preferire sostituti della nicotina, mentre l'altro potrebbe optare per tecniche di rilassamento. Oltre allo stato di fumatore del partner, anche i fattori socioeconomici, come un reddito basso, giocano un ruolo. Un reddito basso può rendere più difficile la cessazione del fumo [s107]. In questo caso, le preoccupazioni finanziarie e lo stress associato alle difficoltà economiche possono ridurre la motivazione a smettere di fumare e favorire le ricadute. In tali situazioni, è utile informarsi sulle possibilità di supporto finanziario, come ad esempio sovvenzioni statali per programmi di cessazione del fumo. Inoltre, strategie per la gestione dello stress, come achtsamkeitsuebungen o attività sportive, possono essere di supporto e aiutare a gestire il desiderio di sigarette. Anche il gruppo di amici influisce sulla cessazione del fumo. Offrire sigarette tra amici può ostacolare la cessazione del fumo, poiché viene interpretato come un gesto di amicizia [s108]. In questo caso, è consigliabile informare l'ambiente sulla cessazione del fumo e chiedere supporto. Gli amici possono contribuire non fumando in presenza dell'ex fumatore o supportandolo attivamente in attività senza fumo. Norme culturali e tradizioni che promuovono il fumo hanno un effetto simile. Le feste religiose in cui il fumo è comune possono portare a ricadute [s108]. Qui è importante essere consapevoli delle proprie situazioni di rischio e sviluppare comportamenti alternativi per resistere alle tentazioni. Falsi presupposti sulle conseguenze per la salute della cessazione del fumo possono anche ridurre la motivazione. La paura che la cessazione del fumo possa essere dannosa per la salute è infondata e scientificamente smentita [s108]. Al contrario, la cessazione del fumo migliora significativamente la salute. Inoltre, esperienze negative con offerte di aiuto possono impedire l'accesso a supporto professionale. Tuttavia, le barriere linguistiche o la mancanza di accessibilità non dovrebbero essere un ostacolo per cercare aiuto [s108]. Ci sono molteplici offerte, adattate a diverse esigenze. Una ricerca su Internet o una conversazione con il medico di famiglia possono aiutare a trovare l'offerta giusta.

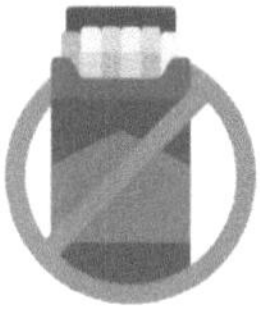

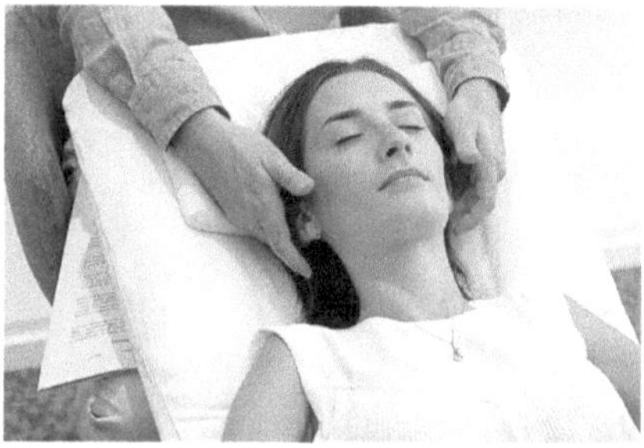

Tecniche di rilassamento [i18]

Utile sapere

fattori socioeconomici

I fattori socioeconomici, come reddito, istruzione e ambiente sociale, possono influenzare la probabilità di fumare e il successo della cessazione del fumo. Ad esempio, le preoccupazioni finanziarie o la mancanza di supporto possono intensificare le sfide della cessazione del fumo.

sostituti della nicotina

I sostituti della nicotina, come cerotti, gomme o compresse, possono aiutare ad alleviare i sintomi fisici di astinenza durante una cessazione del fumo, fornendo al corpo nicotina in dosi controllate, senza le sostanze nocive del fumo di tabacco.

tecniche di rilassamento

Le tecniche di rilassamento, come yoga, meditazione o rilassamento muscolare progressivo, possono aiutare a gestire lo stress e il desiderio di sigarette che possono insorgere durante la cessazione del fumo.

Conflitti relazionali durante i tentativi di smettere

Aree di conflitto comuni nelle relazioni durante l'interruzione del fumo.

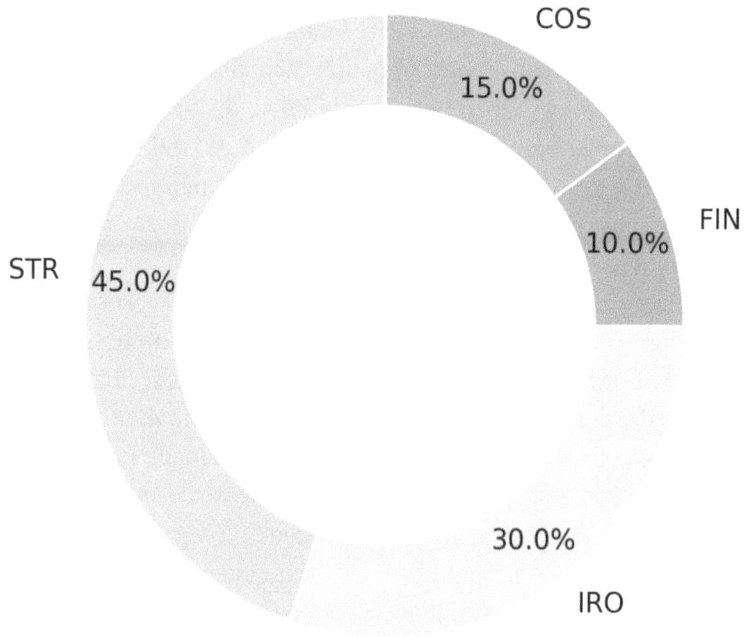

COS: Metodo per smettere

FIN: Preoccupazioni finanziarie

IRO: Cambiamenti nella routine sociale

STR: Stress/Irritabilità

Lo stress e l'irritabilità correlati ai sintomi di astinenza sembrano essere la fonte più significativa di conflitto, suggerendo la necessità che i partner comprendano e gestiscano queste sfide. Anche le difficoltà legate al cambiamento delle routine sociali e alla navigazione di nuove attività condivise contribuiscono in modo significativo, evidenziando l'importanza di stabilire in modo proattivo nuove abitudini sane. Sebbene le preoccupazioni finanziarie e i disaccordi sui metodi per smettere giochino un ruolo minore, meritano comunque attenzione per garantire un ambiente di supporto per smettere.

Integrazione professionale

Il reinserimento professionale o il mantenimento del posto di lavoro durante e dopo una disintossicazione dal tabacco può essere influenzato da vari fattori. Una dipendenza da nicotina può influenzare le prestazioni lavorative, ad esempio attraverso difficoltà di concentrazione o pause più frequenti per fumare. Il distacco può comportare ulteriori stress, come irritabilità o disturbi del sonno, che possono compromettere la capacità lavorativa [s109]. Per affrontare queste difficoltà, è utile pianificare e preparare in anticipo la cessazione del fumo sul posto di lavoro. Ciò può includere informare colleghi e superiori sulla disintossicazione pianificata e creare un ambiente di supporto. In concreto, questo può significare che il posto di lavoro venga reso privo di fumo durante le prime settimane o che si chieda ai colleghi di non fumare nell'area circostante. Anche l'uso delle pause per esercizi di rilassamento o brevi passeggiate può aiutare a gestire il desiderio di nicotina e a migliorare la concentrazione. Particolarmente per le persone con malattie da dipendenza che sono interessate a una disintossicazione dal tabacco, è importante integrare i servizi di disintossicazione nei programmi di trattamento esistenti [s109]. Tuttavia, il trattamento simultaneo di più dipendenze può essere complesso e richiede un approccio coordinato. È fondamentale che i team di trattamento abbiano l'expertise necessaria nel trattamento della dipendenza da nicotina e considerino le specifiche esigenze degli interessati.

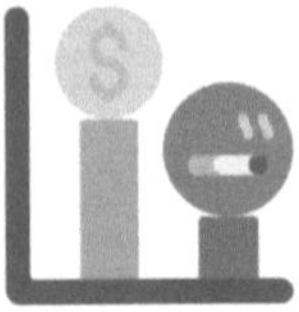

Così, la gestione simultanea della dipendenza da alcol e nicotina può rappresentare un onere particolare per l'individuo, aumentando il rischio di ricaduta. Una terapia personalizzata, che affronti sia il problema della dipendenza che la situazione lavorativa, può supportare in modo significativo il successo della disintossicazione e facilitare il reinserimento professionale o la salvaguardia del posto di lavoro esistente. Tale terapia può ad esempio fornire strategie per la gestione dello stress sul lavoro, per evitare situazioni a rischio e per affrontare il desiderio di sostanze. Anche la collaborazione con il datore di lavoro può essere utile nell'ambito dell'integrazione professionale, per creare un ambiente di lavoro di supporto e affrontare tempestivamente eventuali difficoltà.

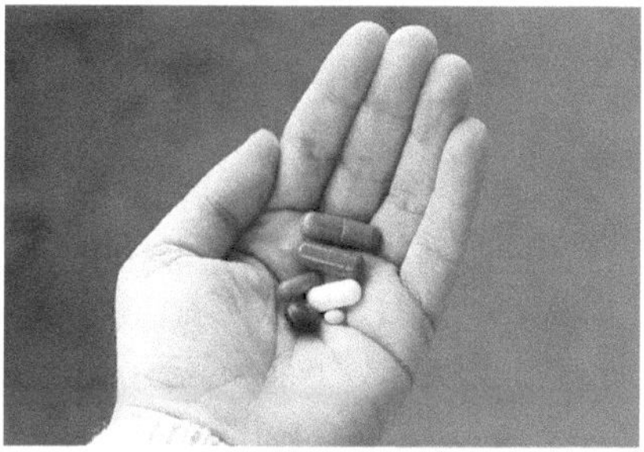

Dipendenze [i19]

Utile sapere

Dipendenza da nicotina

Una dipendenza fisica e psicologica dalla nicotina, che rende difficile smettere di fumare o consumare tabacco.

Distacco

I sintomi fisici e psicologici che si verificano quando una persona con una dipendenza da sostanze non consuma più la sostanza. Nel contesto della disintossicazione dal fumo, questo può portare a irritabilità, disturbi del sonno, difficoltà di concentrazione e forte desiderio di nicotina.

Malattie da dipendenza

Malattie caratterizzate da un consumo compulsivo di sostanze o comportamenti, nonostante le conseguenze negative. Nella disintossicazione dal fumo, è importante considerare le malattie da dipendenza esistenti, poiché possono complicare il processo e richiedere un trattamento aggiuntivo.

Ricaduta

Il ritorno al fumo o al consumo di tabacco dopo un periodo di astinenza. Le ricadute sono comuni nel processo di disintossicazione dal fumo e dovrebbero essere considerate come un'opportunità per apprendere e adattare le strategie.

Tassi di successo delle strategie per smettere di fumare sul posto di lavoro

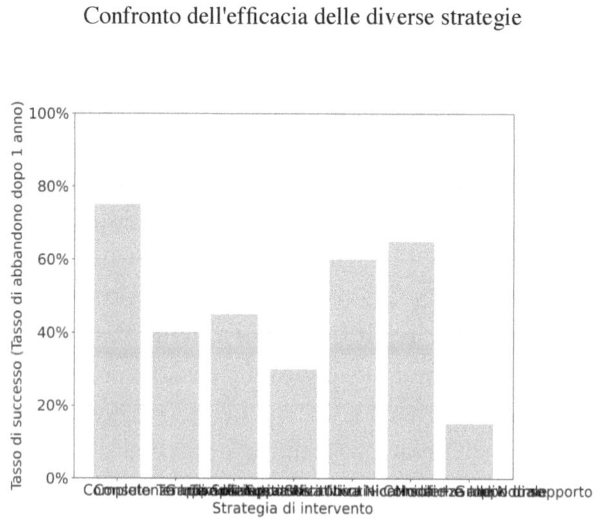

Completo: Programma completo (TSN + CI + GS + Norme)

Consulenza Individuale: Consulenza individuale

Gruppo di supporto: Gruppo di supporto

Modifiche alle Norme: Modifiche alle norme (ad es. aree fumatori designate)

Terapia Sostitutiva Nicotinica: Terapia Sostitutiva Nicotinica (TSN)

Terapia Sostitutiva Nicotinica + Consulenza Individuale: TSN + Consulenza individuale

Terapia Sostitutiva Nicotinica + Gruppo di supporto: TSN + Gruppo di supporto

Questo grafico evidenzia i diversi tassi di successo delle diverse strategie per smettere di fumare implementate sul posto di lavoro. Mentre la consulenza individuale e la terapia di gruppo dimostrano un successo moderato, la combinazione di queste con la terapia sostitutiva nicotinica (TSN) migliora significativamente i risultati. I cambiamenti nelle norme, come le aree fumatori designate più lontane dall'edificio, mostrano un impatto minore ma comunque positivo. L'approccio più efficace sembra essere un programma completo che integri più strategie, tra cui consulenza individuale, supporto di gruppo, TSN e adeguamenti delle norme.

Motivazione a lungo termine

La motivazione a lungo termine è essenziale per un successo nel cessare di fumare. Dopo una iniziale euforia, la motivazione può diminuire, favorendo le ricadute. Pertanto, è importante sviluppare strategie che mantengano la motivazione nel tempo. La gamification, ovvero l'integrazione di elementi ludici, può essere efficace in questo contesto [s110]. Messaggi motivazionali quotidiani, integrati in app, possono creare piccole vittorie e rafforzare la motivazione. Ricompense virtuali o il raggiungimento di nuovi livelli in un programma basato su app offrono ulteriori incentivi e promuovono la perseveranza. Monitorare i progressi, ad esempio tenendo traccia dei giorni senza fumo o delle somme di denaro risparmiate, visualizza i successi e rafforza la fiducia in sé stessi. L'uso di applicazioni digitali per smettere di fumare offre molteplici opportunità per promuovere la motivazione a lungo termine [s111]. Queste applicazioni offrono spesso programmi personalizzati e strumenti interattivi che soddisfano le esigenze individuali degli utenti. Anche lo scambio con altri utenti in forum online o gruppi di supporto può rafforzare la motivazione e promuovere il senso di comunità. È utile stabilire obiettivi realistici e aumentarli gradualmente. Invece di rinunciare immediatamente alle sigarette, si potrebbe iniziare a ridurre il numero di sigarette fumate quotidianamente. Ogni passo positivo, come una settimana senza fumo, rafforza la fiducia in sé stessi e motiva a proseguire. È anche importante essere consapevoli delle proprie situazioni a rischio, in cui la tentazione di fumare è particolarmente alta. Queste possono essere luoghi specifici, eventi sociali o stati emotivi. Per tali situazioni, è utile sviluppare in anticipo comportamenti alternativi per resistere alle tentazioni. Una passeggiata all'aria aperta, un bagno rilassante o una conversazione con un amico possono aiutare a superare il desiderio di una sigaretta. Anche il supporto dell'ambiente sociale è cruciale per il successo a lungo termine. Famiglia e amici possono

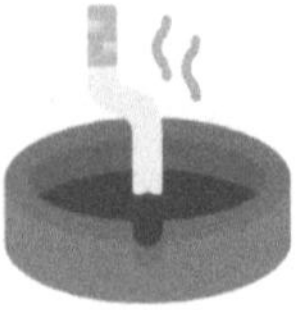

attivamente sostenere il tentativo di smettere di fumare, evitando di fumare in presenza dell'ex fumatore e incoraggiandolo nei suoi sforzi. Inoltre, offerte di aiuto professionale, come la terapia comportamentale o la consulenza telefonica, possono fornire un supporto prezioso e aiutare a mantenere la motivazione nel tempo. Anche dopo un successo nel cessare di fumare, è importante rimanere vigili e continuare ad applicare le strategie apprese per prevenire le ricadute.

Utile sapere

App

Le applicazioni mobili (app) possono supportare il processo di cessazione del fumo attraverso funzionalità come il monitoraggio dei progressi, la gamification, diari di disintossicazione da nicotina e accesso a comunità di supporto. Offrono un supporto personalizzato e facilmente accessibile.

Euforia

In relazione al cessare di fumare, l'euforia descrive il primo stato di benessere e la motivazione che spesso si prova all'inizio del tentativo di smettere. Tuttavia, questa euforia può svanire rapidamente, lasciando spazio ai sintomi di astinenza e al desiderio di nicotina.

Gamification

La gamification utilizza elementi tipici dei giochi come punti, ricompense e competizioni per aumentare e mantenere la motivazione a smettere di fumare nel lungo periodo. Questo può essere particolarmente utile per superare l'euforia iniziale e promuovere la perseveranza.

Motivazione nel tempo

Visualizzazione dei livelli di motivazione durante il percorso di abbandono.

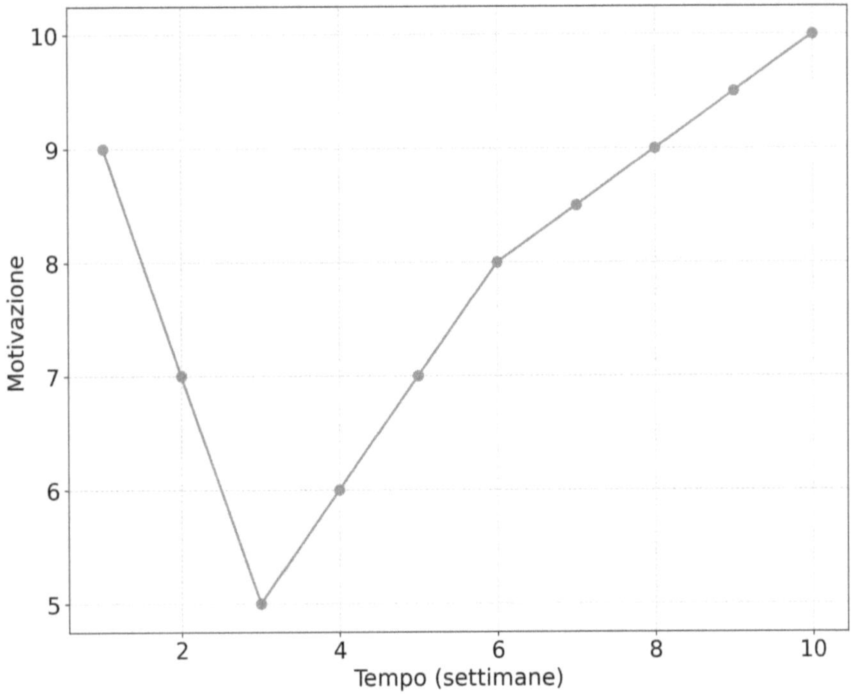

La motivazione tende ad essere inizialmente alta, diminuisce durante i periodi di astinenza e desiderio, quindi aumenta gradualmente man mano che le persone sperimentano i benefici dell'abbandono. Le fluttuazioni evidenziano l'importanza del supporto continuo e delle strategie di coping.

Consigli concreti

- Create together smoke-free zones in your home and actively make them cozy.
- Develop new rituals for shared breaks that replace previous smoking habits, such as a short walk or a shared tea ritual.
- Talk openly about the gender-specific challenges of quitting smoking, such as hormonal fluctuations or societal expectations.
- Support each other in finding individual coping strategies for cravings that are tailored to each person's needs.
- Set fixed times for shared, smoke-free activities to create positive memories and strengthen motivation.
- Reflect together on the positive changes in your relationship due to quitting smoking, such as more time together or improved communication.
- Work out a joint strategy for dealing with difficult situations where the temptation to smoke is particularly strong.
- Celebrate your successes together, both small and large, to foster motivation and mutual understanding.
- Engage in active and varied leisure activities together to distract from thoughts of smoking and discover new interests.
- Use the shared challenge of quitting smoking to strengthen your relationship and develop a deeper understanding of each other.
- Find new ways of relaxation and enjoyment together that replace smoking and enhance your well-being.
- Support your partner in activating individual resources and strengths to successfully master quitting smoking.
- Be there for each other and offer comfort and encouragement in moments of weakness.

Revisione - 4. Aspetti specifici di genere

La disassuefazione dal fumo è un processo individuale, influenzato sia da fattori fisici che da fattori psicosociali. Le differenze di genere giocano un ruolo importante e dovrebbero essere considerate nello sviluppo di una strategia personale per smettere di fumare. È noto che le fluttuazioni ormonali nel ciclo femminile possono influenzare il desiderio di fumare. Pertanto, è consigliabile monitorare il proprio ciclo e considerare di iniziare a smettere di fumare in una fase con condizioni ormonali più favorevoli. La diffusa paura di un aumento di peso dopo aver smesso di fumare può essere gestita con successo attraverso una combinazione di alimentazione consapevole, esercizio fisico regolare e, se necessario, consulenza professionale. È importante affrontare le emozioni negative riguardo alla propria immagine corporea e promuovere un dialogo interiore positivo.

Anche per gli uomini, smettere di fumare rappresenta una sfida particolare. Nel contesto della mascolinità e della pressione per le prestazioni, smettere di fumare può essere frainteso come un segno di debolezza. Qui è fondamentale mettere in discussione i ruoli associati e concentrarsi sui reali vantaggi della libertà dal fumo: maggiore energia, fitness migliorato e un'autostima rafforzata. Fissate obiettivi realistici, monitorate i vostri progressi e premiatevi per i traguardi raggiunti. Lo scambio con altri uomini che hanno smesso di fumare con successo, in gruppi di autoaiuto o forum online, può offrire un supporto prezioso e aprire nuove prospettive. Siate consapevoli delle strategie di marketing dell'industria del tabacco, che spesso collegano immagini tradizionali di mascolinità al fumo, e non lasciatevi influenzare.

Indipendentemente dal genere, le dinamiche sociali e relazionali giocano un ruolo cruciale. Smettere di fumare insieme al partner può aumentare le probabilità di successo, ma richiede accordi chiari e considerazione delle esigenze individuali. Informate il vostro ambiente riguardo alla vostra decisione di smettere di fumare e chiedete supporto. Una comunicazione aperta sulle proprie sfide e successi può ridurre la pressione e promuovere la comprensione. Fattori socioeconomici, come le preoccupazioni finanziarie, possono rendere la disassuefazione dal fumo ancora più difficile. Non esitate a chiedere aiuto professionale e a informarvi sulle possibilità di supporto finanziario.

I cambiamenti fisici dopo aver smesso di fumare sono molteplici e vanno da sintomi di astinenza a breve termine, come aumento dell'appetito e disturbi del sonno, a miglioramenti della salute a lungo termine. Integrare strategie per affrontare queste sfide nella vita quotidiana – un'alimentazione equilibrata, esercizio fisico regolare e tecniche di rilassamento possono aiutarvi a gestire con successo la fase iniziale. Utilizzate strumenti digitali, come app, per monitorare i vostri progressi, motivarvi e connettervi con altri ex-fumatori. Ricordate: ogni passo verso la libertà dal fumo è un successo e contribuisce a una vita più sana e autodeterminata. Continuate a perseverare, anche in caso di battute d'arresto: la motivazione a lungo termine è la chiave del successo. Ce la farete!

5. Libertà dal tabacco sostenibile

Perché alcune persone riescono senza sforzo a rimanere libere dal fumo, mentre altre ricadono continuamente? Il percorso verso una vita senza fumo è simile a un viaggio, in cui ogni passo conta e si aprono nuove prospettive. I ex-fumatori di successo hanno una cosa in comune: non solo hanno smesso di fumare, ma hanno anche riorientato la loro vita. La libertà conquistata dal tabacco apre opportunità per cambiamenti positivi in tutti gli ambiti della vita. In questo capitolo scoprirete le strategie decisive che fanno la differenza tra una sospensione temporanea del fumo e una vera libertà dal tabacco.

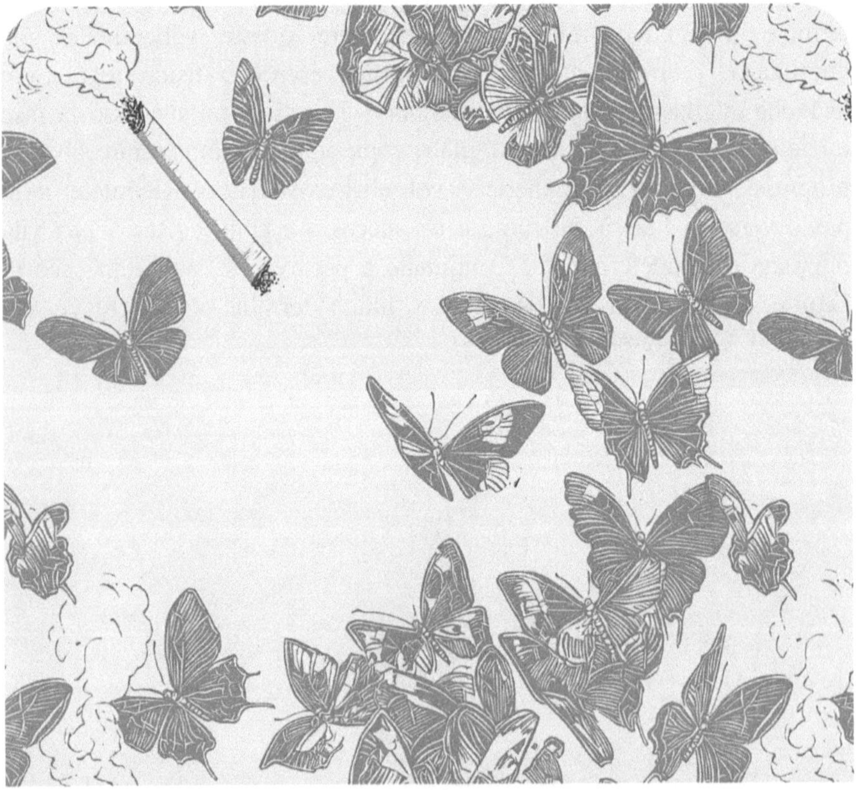

5. 1 Profilassi delle ricadute

La libertà sostenibile dal tabacco richiede più di una semplice interruzione iniziale del fumo. La prevenzione delle ricadute offre strategie concrete per rimanere senza fumo a lungo termine e affrontare con successo le numerose sfide dopo la disassuefazione. Si occupa dei segnali di allerta fisici e psicologici, delle situazioni di rischio personali e della costruzione di una base solida per un'astinenza duratura. Questo capitolo mette in luce gli aspetti principali della prevenzione delle ricadute e ti mostra come massimizzare le tue possibilità di libertà duratura dal tabacco. Preparati e scopri come rimanere forte e senza fumo anche a lungo termine.

I sintomi da astinenza sono sgradevoli, ma temporanei e rappresentano un importante segnale di allerta che indica che il corpo si sta liberando dalla dipendenza da nicotina. Riconoscerli e applicare strategie di coping mirate rafforza la resilienza contro una ricaduta.

Riconoscere i segnali di allarme

Il percorso verso l'astinenza dal tabacco è spesso costellato di ostacoli che possono essere interpretati come segnali di allerta per una possibile ricaduta. Riconoscere questi segnali in tempo aumenta la possibilità di evitare una ricaduta e rimanere definitivamente liberi dal fumo. In particolare, i primi giorni dopo aver smesso di fumare sono critici, poiché in questo periodo i sintomi da astinenza sono più forti [s112]. Il corpo reagisce all'astinenza da nicotina con vari sintomi fisici e psicologici. Difficoltà di concentrazione, aumento dell'appetito, irrequietezza e irritabilità sono solo alcuni esempi. Questi sintomi, sebbene sgradevoli, sono temporanei e un segno che il corpo si sta liberando dalla nikotinabhaengigkeit. È paragonabile all'astinenza da altre sostanze, dove si manifestano anch'essi sintomi fisici e psicologici. Chi comprende questi sintomi da astinenza come segnali di allerta e ne è consapevole della loro transitorietà è meglio preparato a resistere a una ricaduta. Uno strumento utile per valutare la dipendenza da nicotina e il rischio di ricaduta associato è il test di Fagerström [s112]. Sulla base del risultato del test, è possibile selezionare la forma di terapia più adatta e così aumentare le probabilità di successo nell'abbandono del fumo. Oltre ai sintomi fisici da astinenza, ci sono anche segnali di allerta psicologici che possono indicare una ricaduta imminente. - Forte desiderio di fumare - - Pensieri sugli aspetti positivi del fumo - - Maggiore stress e tensione - - Disturbi del sonno - - Sentimenti negativi come ansia o depressione. Questi segnali non si manifestano sempre tutti contemporaneamente e la loro intensità può variare. È importante non ignorare questi sentimenti e pensieri, ma riconoscerli per ciò che sono: segnali di allerta che annunciano una ricaduta. Invece di cedere a questi sentimenti, è consigliabile preparare strategie di coping. Una passeggiata all'aria aperta, tecniche di rilassamento o una conversazione con una persona di fiducia possono aiutare a superare il desiderio di fumare e prevenire una ricaduta. Anche se i primi giorni sono particolarmente

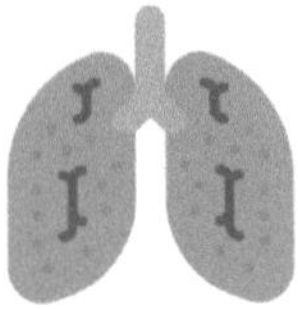

critici, il rischio di ricaduta rimane a lungo termine [s112]. Anche dopo un anno di astinenza, esiste ancora una probabilità di ricaduta. Pertanto, è importante rimanere vigili anche dopo un lungo periodo di libertà dal fumo e prestare attenzione ai segnali di allerta. L'affrontare le proprie situazioni a rischio e sviluppare strategie di coping individuali rimangono anche a lungo termine componenti importanti della prevenzione delle ricadute. In questo modo, l'astinenza dal tabacco può essere mantenuta con successo nel tempo.

Utile sapere

Astinenza dal tabacco

L'astinenza duratura da qualsiasi forma di consumo di tabacco.

Situazioni a rischio

Situazioni o circostanze che intensificano il desiderio di sigarette e aumentano la probabilità di una ricaduta.

Segnali di Preavviso di Recidiva

Frequenza e intensità dei segnali di preavviso di recidiva.

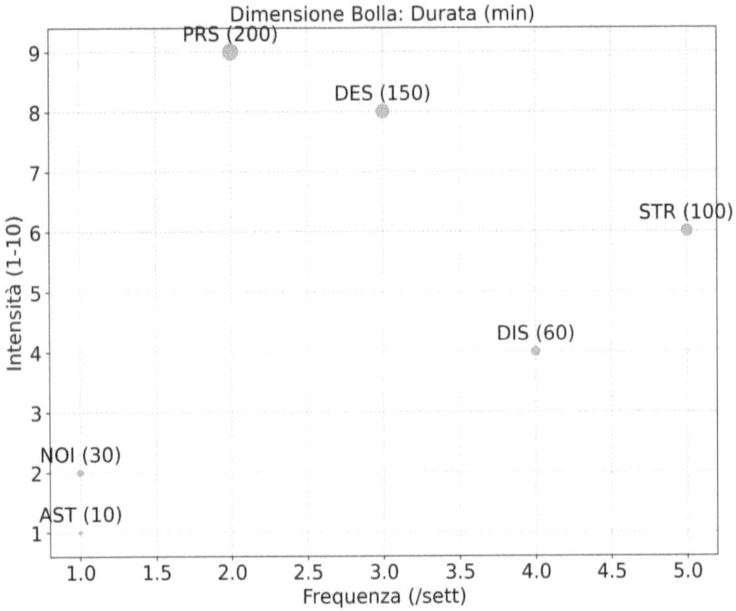

Blasengröße: Durata (min)

AST: Astinenza da Nicotina

DES: Desiderio Irrefrenabile

DIS: Disagio Emotivo

NOI: Noia

PRS: Pressione Sociale

STR: Stress

Questo grafico visualizza i comuni fattori scatenanti delle ricadute. Le bolle più grandi rappresentano più tempo trascorso a sperimentare il fattore scatenante, mentre la posizione sull'asse X indica la frequenza e l'asse Y rappresenta l'intensità. I fattori scatenanti ad alta frequenza e alta intensità (quadrante in alto a destra) rappresentano il rischio maggiore e richiedono strategie di coping proattive. I fattori scatenanti a bassa frequenza e bassa intensità (quadrante in basso a sinistra) possono richiedere una gestione meno intensiva, ma non devono essere ignorati. La comprensione di questi schemi può aiutare le persone a sviluppare piani personalizzati di prevenzione delle ricadute.

Sviluppare strategie di emergenza

Le strategie di emergenza sono essenziali per affrontare efficacemente i pensieri e i desideri di ricaduta che possono sorgere. Il processo di ricaduta si sviluppa gradualmente e inizia spesso con cambiamenti sottili nell'area emotiva e mentale [s113]. Pertanto, è importante sviluppare in anticipo piani di emergenza individuali, adattati alle esigenze personali e alle situazioni di rischio. Un tale piano include istruzioni concrete per diverse fasi del processo di ricaduta. Ad esempio, in caso di una ricaduta emotiva, che si manifesta con una ridotta cura di sé e un generale malessere, il piano potrebbe prevedere attività come sport, tecniche di rilassamento o contatti sociali [s113]. Queste misure aiutano a regolare le emozioni negative e a migliorare il benessere. Se invece si manifestano pensieri più frequenti sul consumo di tabacco, ovvero una ricaduta mentale, il piano può includere strategie come dialoghi positivi con se stessi, esercizi di consapevolezza o la scrittura dei motivi per rimanere liberi dal fumo [s113]. In questo modo, i pensieri sul consumo di tabacco possono essere interrotti e la motivazione all'astinenza rafforzata. Inoltre, è consigliabile annotare nel piano di emergenza anche le informazioni di contatto di persone di supporto, come un terapeuta o un gruppo di autoaiuto. Un piano di emergenza ben preparato funge da bussola nei momenti critici e aumenta la probabilità di evitare con successo una ricaduta. In aggiunta allo sviluppo di un piano di emergenza, è importante diventare consapevoli delle proprie situazioni ad alto rischio e sviluppare strategie per evitarle o affrontarle efficacemente [s113]. Questo può significare evitare determinati luoghi o situazioni sociali per un certo periodo o allenare comportamenti alternativi in queste situazioni. Ad esempio, qualcuno che era abituato a fumare una sigaretta dopo i pasti potrebbe invece fare una passeggiata o masticare una gomma senza zucchero. L'evitamento delle situazioni ad alto rischio e l'applicazione delle

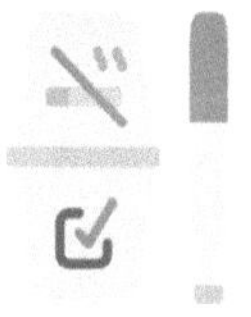

strategie stabilite nel piano di emergenza aumentano le possibilità di rimanere liberi dal tabacco a lungo termine.

Utile sapere

Processo di ricaduta
Lo sviluppo graduale di una ricaduta, che spesso inizia con cambiamenti emotivi e mentali sottili e può portare a un nuovo consumo di tabacco se non vengono utilizzate strategie di coping adeguate.

Ricaduta emotiva
Uno stato nella disassuefazione dal fumo caratterizzato da emozioni negative come malessere, ansia o frustrazione, che aumenta il rischio di un nuovo consumo di tabacco.

Situazioni ad alto rischio
Situazioni o circostanze specifiche che aumentano il desiderio di tabacco e il rischio di ricaduta. Esempi includono stress, eventi sociali con persone che fumano o determinati stati emotivi.

Strategie di emergenza
Misure specifiche pianificate in anticipo per prevenire una ricaduta in situazioni difficili o momenti di desiderio. Servono come istruzioni concrete e offrono orientamento nei momenti critici della disassuefazione dal fumo.

Efficacia delle strategie di emergenza

Tassi di successo delle strategie di prevenzione delle ricadute

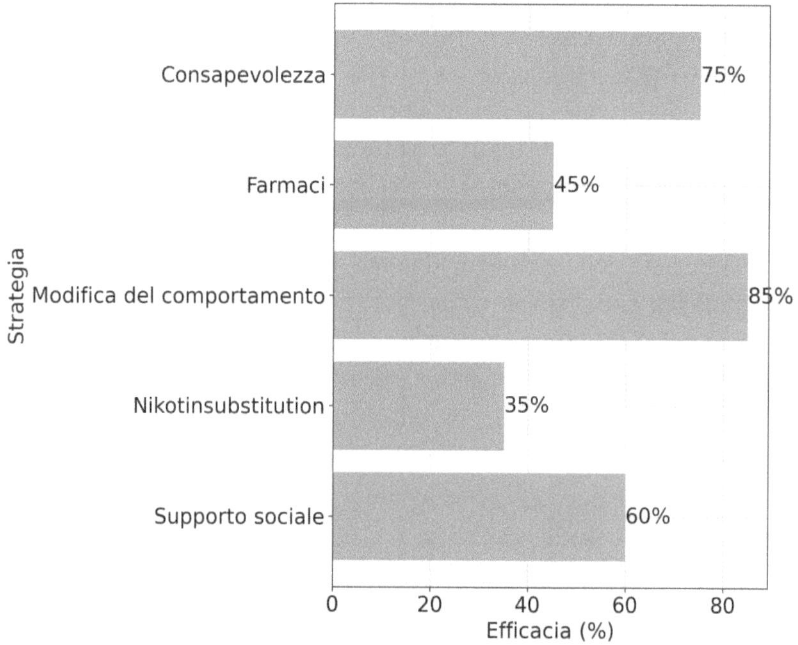

CON: Consapevolezza

FAR: Farmaci

MOD: Modifica del comportamento

NIK: Nikotinsubstitution

SUP: Supporto sociale

Il diagramma a barre orizzontali mostra l'efficacia relativa di diverse strategie di emergenza per smettere di fumare e di usare tabacco. Le strategie di modifica del comportamento e il supporto sociale mostrano tassi di successo più elevati, mentre la terapia sostitutiva con nicotina e i farmaci sembrano essere meno efficaci. Le tecniche di consapevolezza offrono un supporto moderato. La combinazione di diversi approcci potrebbe migliorare le possibilità di successo.

Rafforzare l'autostima

L'autostima gioca un ruolo importante nella disassuefazione dal tabacco. La fiducia di rimanere senza fumo anche in situazioni difficili influisce in modo significativo sul successo [s114]. Autoefficacia, ovvero la convinzione di poter controllare il proprio comportamento, è un fattore particolarmente significativo per l'astinenza a lungo termine dopo l'inizio della cessazione del fumo [s114]. Curiosamente, l'auto-efficacia misurata dopo la cessazione del fumo è correlata più fortemente al successo rispetto a quella misurata in precedenza [s114]. Questa scoperta sottolinea l'importanza dell'auto-osservazione continua e dell'adattamento delle strategie durante il processo di disassuefazione. L'attività fisica può, tra l'altro, promuovere la fiducia nella propria forza di volontà [s115]. L'esperienza di affrontare sfide fisiche si riflette sulla disassuefazione e rafforza la fiducia di poter superare anche il desiderio di fumare [s115]. Uno stile di vita attivo non solo contribuisce alla salute fisica, ma consolida anche l'immagine di sé come non fumatore [s115]. Oltre all'auto-efficacia, è importante anche una valutazione realistica delle proprie capacità [s116]. Una fiducia eccessiva può portare a negligenza nella prevenzione delle ricadute e aumentare il rischio di un ritorno al fumo [s116]. Gli aspetti positivi della vita senza fumo guadagnano importanza con l'aumentare dell'astinenza [s116]. Questa crescente valorizzazione dei benefici per la salute e personali rafforza la motivazione e la fiducia nella decisione presa [s116]. Allo stesso tempo, è importante essere consapevoli della persistente falsa convinzione che fumare riduca lo stress [s116]. Questa idea può rimanere presente anche dopo un lungo periodo di astinenza e scatenare il desiderio di fumare in situazioni di stress [s116]. Affrontare questa falsa convinzione e sviluppare strategie alternative di gestione dello stress sono quindi componenti importanti della prevenzione delle ricadute. Gli approcci terapeutici comportamentali tradizionali da soli potrebbero non essere

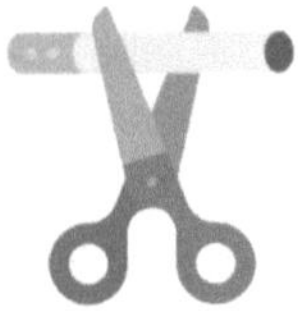

sufficienti per cambiare queste convinzioni radicate [s117]. È quindi consigliabile integrare metodi aggiuntivi come achtsamkeitsuebungen o ristrutturazione cognitiva nella terapia. Queste tecniche possono aiutare a riconoscere e modificare i pensieri automatici e i modelli comportamentali che contribuiscono al desiderio di fumare. La combinazione di auto-efficacia, valutazione realistica di sé e un'attiva riflessione sui propri fattori di rischio costituisce una solida base per un'astinenza dal tabacco di successo e sostenibile.

Utile sapere

Astinenza
Astensione duratura dal consumo di tabacco e prevenzione delle ricadute.

Autoefficacia
La fiducia nella propria capacità di affrontare situazioni difficili e controllare il desiderio di fumare per rimanere senza fumo a lungo termine.

Metodi di auto-rafforzamento per la prevenzione delle ricadute

Distribuzione delle strategie di auto-aiuto per smettere di fumare.

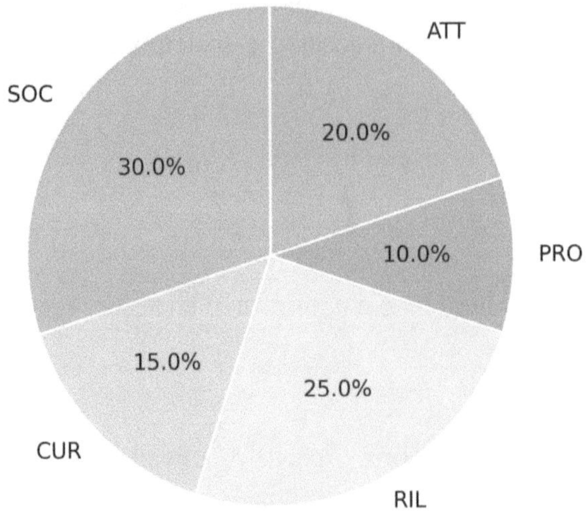

ATT: Svolgere attività piacevoli

PRO: Guida professionale (terapia, consulenza)

SOC: Supporto sociale (amici, famiglia)

CUR: Attività di cura di sé (bagni, passeggiate)

RIL: Tecniche di rilassamento (yoga, meditazione)

Questo grafico evidenzia i diversi approcci che gli individui utilizzano per mantenere l'astinenza dal tabacco. L'enfasi sul supporto sociale e sulle tecniche di rilassamento suggerisce l'importanza della gestione dello stress e della ricerca di rinforzi esterni. Sebbene la guida professionale sia meno prominente, la sua presenza sottolinea il valore dell'assistenza di esperti nel percorso per smettere di fumare. Dare priorità ad attività piacevoli e a una cura di sé consapevole rafforza la necessità di sostituzioni comportamentali positive per sostituire l'abitudine al fumo.

Consigli concreti

- Collegate consapevolmente ricordi ed emozioni positive alla vostra libertà dal fumo.
- Sviluppate un rituale personale che vi ricordi quotidianamente la vostra decisione di rimanere senza fumo.
- Tenete un "diario dei successi" in cui registrate i vostri progressi, ma anche le vostre sfide.
- Trovate un "mentore per la libertà dal fumo" – qualcuno che vi accompagni e vi supporti nel vostro percorso.
- Cambiati la prospettiva: considerate il desiderio di fumare non come un nemico, ma come un segnale del vostro corpo per cambiare.
- Inventate una storia sulla vostra libertà dal fumo che potete ripetere nella vostra mente.
- Create un "luogo di emergenza" nella vostra casa o nei dintorni, dove potete ritirarvi quando il desiderio diventa forte.
- Allenate i vostri "muscoli del rifiuto": esercitatevi nella vita quotidiana a dire "no" in modo gentile ma deciso alle offerte di sigarette.
- Sviluppate un sistema di ricompense per i successi a lungo termine, come ad esempio una breve vacanza dopo un anno senza fumo.
- Considerate ogni giorno senza sigaretta come un regalo per voi stessi e per la vostra salute.
- Visualizzatevi come un non fumatore sicuro di sé, forte e sano.

5. 2 Stabilizzazione a lungo termine

La stabilizzazione a lungo termine dopo la disassuefazione significa consolidare l'identità senza fumo e prevenire le ricadute. Ciò include lo sviluppo di nuove abitudini, la gestione dei desideri e il rafforzamento della consapevolezza della salute. Il percorso presenta sfide, ma offre anche opportunità per cambiamenti positivi in vari ambiti della vita. Continua a leggere e scopri come garantire la tua libertà dal tabacco in modo duraturo.

La libertà a lungo termine dal tabacco richiede lo sviluppo di una nuova identità come non fumatore, che viene consolidata attraverso il cambiamento delle abitudini e il riconoscimento consapevole dei successi.

Sviluppare una nuova identità

Smettere di fumare significa più che semplicemente mettere da parte la sigaretta. Richiede lo sviluppo di una nuova identità, una percezione di sé senza la sigaretta. Questo processo, dal fumatore al non fumatore, cambia radicalmente l'immagine di sé [s118]. Non si tratta di reinventarsi, ma di riconoscere e promuovere le proprie forze e qualità positive che sono indipendenti dal fumo. Questa nuova orientazione può influenzare vari ambiti della vita, dalle interazioni sociali alle routine personali. Situazioni precedentemente associate al fumo, come la pausa caffè o il termine della giornata lavorativa, devono essere ripensate. Invece di afferrare la sigaretta, possono essere stabiliti nuovi rituali, come una breve passeggiata o una conversazione con i colleghi. Questo cambiamento consapevole delle abitudini consolida la nuova identità e supporta il superamento della dipendenza a lungo termine dalla nicotina [s119]. achtsamkeitsuebungen possono supportare questo processo, allenando la percezione di sé e promuovendo l'accettazione della nuova identità senza fumo. Attraverso la consapevolezza, si impara a percepire i propri pensieri e sentimenti senza giudizio. Questo può aiutare a gestire il desiderio di sigarette, riconoscendolo come un sentimento temporaneo, piuttosto che cederne. In questo modo, si consolida la nuova identità di non fumatore e si rafforza la fiducia in se stessi nella capacità di rimanere senza fumo. L'integrazione consapevole della mindfulness nella vita quotidiana – sia attraverso brevi meditazioni, esercizi di respirazione o una passeggiata consapevole nella natura – contribuisce a riconoscere e cambiare a lungo termine i modelli comportamentali poco salutari [s119]. Un trattamento strutturato con obiettivi chiari, supportato da un accompagnamento terapeutico, può ulteriormente promuovere questo processo [s118].

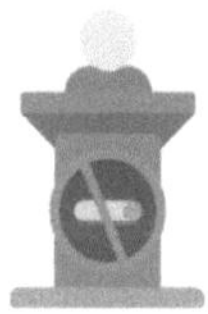

Utile sapere

Identità

Nel contesto della disassuefazione dal fumo, l'identità descrive l'immagine di sé di una persona come non fumatore. Sviluppare una nuova identità è fondamentale per l'astinenza a lungo termine.

Sviluppo dell'identità senza fumo

Progressione attraverso le fasi dell'identità senza fumo.

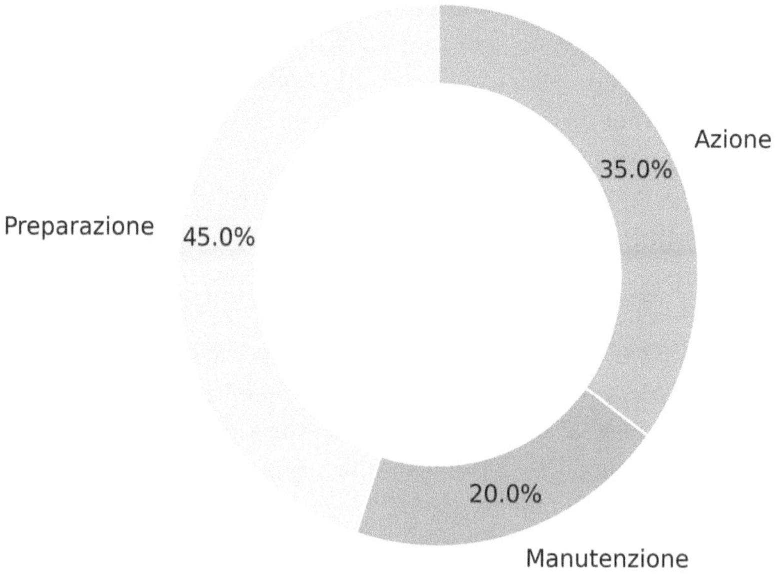

- AZI: Azione
- MAN: Manutenzione
- PRE: Preparazione

Il segmento più grande rappresenta la fase di "Preparazione", indicando che una parte significativa delle persone sta pianificando attivamente di smettere o si trova nelle prime fasi dell'astinenza. La fase di "Azione", sebbene più piccola, mostra che un numero considerevole di persone è attivamente impegnato in comportamenti senza fumo. Il segmento più piccolo, "Manutenzione", suggerisce che il mantenimento di un'identità senza fumo è un impegno a lungo termine che richiede sforzi e supporto continui. Questa distribuzione evidenzia l'importanza di fornire risorse e supporto in tutte le fasi del percorso, con particolare attenzione alla transizione degli individui dalla preparazione all'azione e infine al mantenimento a lungo termine.

Promuovere la consapevolezza sanitaria

Sviluppare la consapevolezza sanitaria significa affinare la propria percezione corporea e registrare in modo più consapevole i segnali del corpo. Questo processo supporta la disassuefazione dal fumo, rendendo più trasparente il legame tra le sensazioni fisiche e il desiderio di nicotina [s120]. Attraverso esercizi mirati di achtsamkeit, come tecniche di respirazione focalizzata o scansioni corporee, si impara a osservare i propri pensieri e sentimenti in modo neutro, senza cadere in schemi reattivi abituali. Invece di cedere automaticamente all'impulso di una sigaretta, si crea la possibilità di fermarsi e rivalutare la situazione. Questa maggiore consapevolezza di sé rafforza la autoregolazione – la capacità di controllare gli impulsi e prendere decisioni consapevoli [s120]. Un approccio consapevole alle situazioni di stress – spesso innescatori di ricadute – contribuisce anche alla stabilizzazione a lungo termine. Lo yoga può supportare questi processi, sciogliendo le tensioni fisiche e mentali e aumentando il benessere [s121]. La combinazione di yoga e consapevolezza promuove inoltre la regolazione emotiva e rafforza la resilienza nei confronti del desiderio di dipendenza. Chi pratica regolarmente yoga e integra esercizi di consapevolezza nella vita quotidiana migliora la propria percezione corporea e sviluppa strategie per affrontare emozioni difficili senza ricorrere alla nicotina [s121]. Un approccio olistico di questo tipo può influenzare positivamente e in modo duraturo la salute e il benessere.

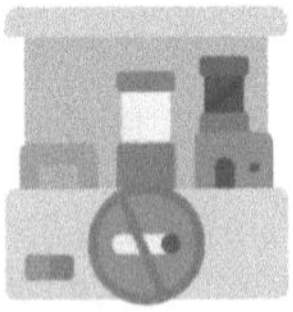

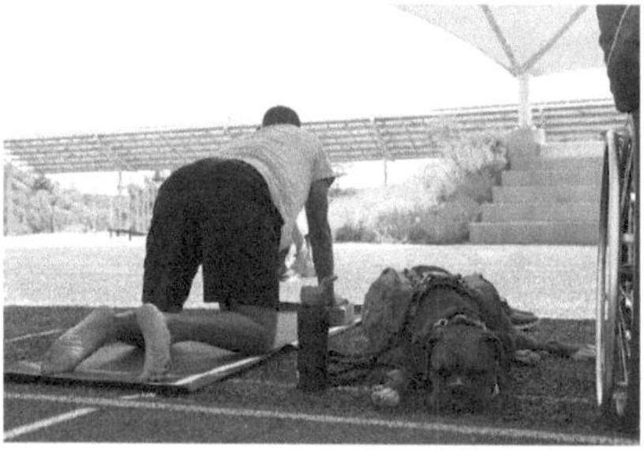

Tecniche di respirazione [i20]

Miglioramenti per la salute dopo aver smesso di fumare

Confronto dei benefici per la salute nel tempo

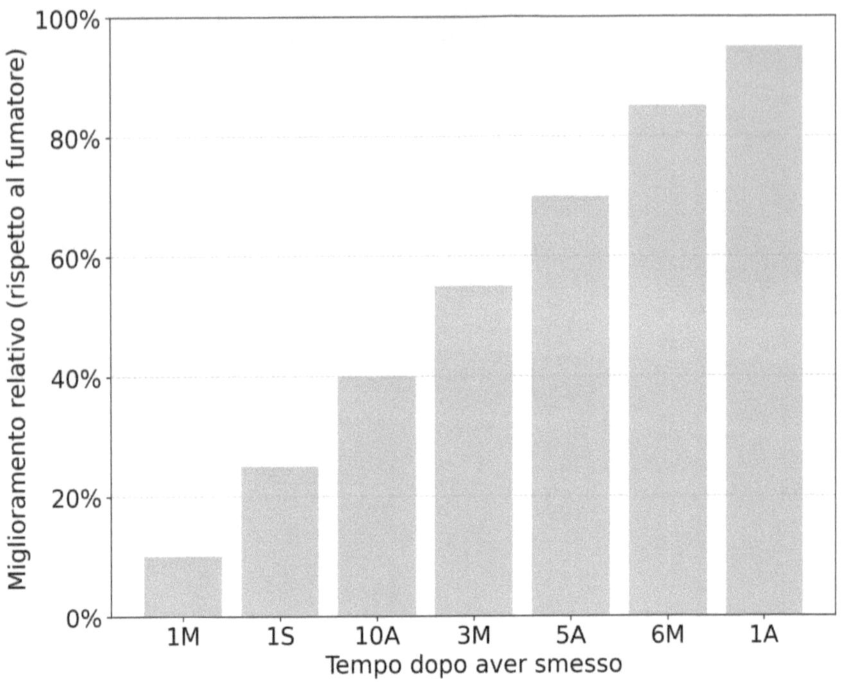

10A: 10 Anni

1A: 1 Anno

1M: 1 Mese

1S: 1 Settimana

3M: 3 Mesi

5A: 5 Anni

6M: 6 Mesi

Questo grafico evidenzia il significativo impatto positivo di smettere di fumare su vari aspetti della salute. La capacità polmonare e la salute cardiovascolare mostrano i miglioramenti più drammatici, a partire presto e continuando ad aumentare nel tempo. Anche il benessere mentale vede notevoli guadagni, suggerendo una riduzione dello stress e dell'ansia. Mentre il rischio di malattie gravi come il cancro diminuisce nel tempo, rimane leggermente elevato rispetto ai non fumatori, a sottolineare l'importanza di una cessazione precoce.

Riconoscere i successi

Riconoscere i successi durante la disassuefazione dal fumo rafforza la motivazione e promuove la perseveranza. Non si tratta solo dell'obiettivo finale della astinenza dal tabacco, ma anche dei piccoli passi lungo questo cammino. Ogni giorno senza fumo, ogni attacco di desiderio superato e ogni nuova abitudine sana stabilita sono successi che dovrebbero essere riconosciuti [s122]. Questo riconoscimento può avvenire in vari modi. Ad esempio, concedendosi una piccola ricompensa – un bagno rilassante, un buon libro o una serata al cinema. È importante che la ricompensa non sia associata al fumo o ad altri comportamenti poco salutari. Anche tenere traccia dei successi, ad esempio in un diario o in un'app, può aumentare la motivazione e affinare la consapevolezza dei propri progressi. Documentare i giorni senza fumo, la quantità di denaro risparmiata o i cambiamenti positivi nel benessere fisico visualizza il successo personale e rafforza la decisione per una vita senza fumo. Inoltre, feedback positivi dall'ambiente sociale possono rafforzare la motivazione. Lo scambio con altre persone che hanno smesso di fumare o che supportano questo obiettivo crea un senso di appartenenza e comprensione. Anche piccoli incentivi autoimposti possono ulteriormente promuovere la motivazione [s123]. Ad esempio, dopo una settimana di astinenza dal fumo, si può esaudire un piccolo desiderio o pianificare un acquisto più grande dopo un mese. Questi incentivi scelti personalmente hanno un effetto motivante individuale e contribuiscono a consolidare l'astinenza a lungo termine.

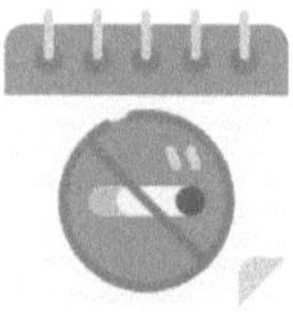

Utile sapere

Astinenza dal tabacco

L'astensione permanente dal consumo di tabacco. È l'obiettivo principale della disassuefazione dal fumo e contribuisce in modo significativo alla stabilizzazione della salute a lungo termine.

Attacco di desiderio

Il bisogno improvviso e intenso di una sigaretta. Questi attacchi possono manifestarsi con intensità e frequenza variabili e rappresentano una sfida per la stabilizzazione a lungo termine. Affrontare con successo gli attacchi di desiderio rafforza la fiducia in se stessi e consolida l'astinenza.

Incentivi

Rinforzi positivi che promuovono la motivazione per la libertà dal fumo. Possono essere di natura materiale o immateriale e aiutano a consolidare l'astinenza a lungo termine.

Visualizzare

Immaginare il successo della libertà dal fumo. La visualizzazione di aspetti positivi, come miglioramenti della salute o risparmi finanziari, può rafforzare la motivazione e promuovere l'astinenza a lungo termine.

Voglie nel tempo

Diminuzione della voglia di nicotina nel tempo dopo aver smesso.

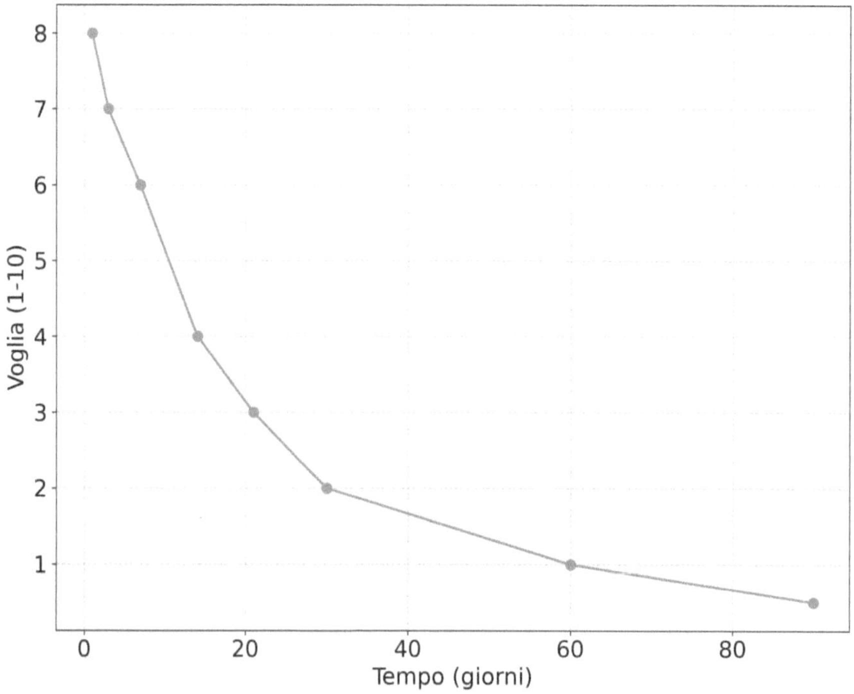

Il grafico mostra una diminuzione significativa dell'intensità della voglia nel tempo, indicando una gestione efficace dei sintomi di astinenza e una maggiore probabilità di astinenza a lungo termine. Mentre le voglie iniziali sono forti, diminuiscono costantemente, evidenziando l'efficacia delle strategie di coping e l'adattamento del corpo all'assenza di nicotina.

Consigli concreti

- Collegate la vostra libertà dal fumo a un nuovo capitolo della vita, ad esempio un trasloco o un cambio di lavoro.
- Sviluppate una vostra "filosofia della libertà dal fumo": formulate i vostri valori e convinzioni personali che sostengono la vostra libertà dal tabacco.
- Create uno "spazio protetto interiore" in cui potete ritirarvi mentalmente quando si presenta il desiderio. Immaginate questo luogo in dettaglio: colori, profumi, suoni.
- Trasformate il desiderio di una sigaretta in energia positiva: fate una passeggiata veloce, eseguite alcune flessioni o ballate sulla vostra musica preferita.
- Sviluppate una "ricetta d'emergenza" contro il desiderio di fumare: quali passi concreti vi aiutano nei momenti critici? Annotateli e portate con voi la lista.
- Celebrate regolarmente la vostra libertà dal fumo con un atto simbolico: piantate un albero, lasciate volare un palloncino o scrivete una lettera al vostro io fumatore passato.
- Cambiati il linguaggio: non parlate più di "smettere", ma di "essere liberi". Sottolineate la vostra decisione per una vita sana.
- Trovate il vostro simbolo personale di libertà dal fumo: una pietra, un gioiello, un'immagine – qualcosa che vi ricordi la vostra forza e il vostro successo.
- Sviluppate un "team interiore per la libertà dal fumo": immaginate quali persone – reali o fittizie – vi supportano e vi danno forza nel vostro cammino.

5. 3 Prospettive di vita

La libertà sostenibile dal tabacco richiede più di una semplice rinuncia alle sigarette. Questo capitolo mette in luce l'importanza dello sviluppo personale, della riorientazione sociale e della definizione di obiettivi di salute per un successo a lungo termine. Scoprite quali sfide comportano questi ambiti e come possono stabilizzare la vostra libertà dal fumo. Scoprite il vostro potenziale per una vita senza fumo e soddisfacente.

La libertà dal tabacco sostenibile richiede una consapevole progettazione della propria prospettiva di vita, dallo sviluppo personale alla riorientazione sociale fino all'obiettivo di salute.

Sviluppo della personalità

Lo sviluppo della personalità nel contesto della disassuefazione dal fumo significa confrontarsi con i propri schemi comportamentali, emozioni e pensieri per stabilire e consolidare i cambiamenti necessari a lungo termine. La consapevolezza può essere uno strumento prezioso. Essa allena la percezione consapevole del momento presente, senza giudicare. [s124] Questo aiuta a riconoscere e interrompere reazioni automatiche, come il gesto di afferrare la sigaretta in situazioni di stress. Invece di cedere all'impulso abituale, si crea uno spazio per nuove decisioni consapevoli. Attraverso un regolare allenamento alla consapevolezza, si impara a osservare emozioni come paura o inquietudine, senza esserne sopraffatti. Questa selbstregulation migliorata ha un effetto positivo sulla motivazione e rafforza la capacità di affrontare situazioni difficili. [s124] La compassione verso se stessi, un altro aspetto promosso dalla consapevolezza, supporta questo processo calmando il critico interiore e facilitando l'accettazione dei fallimenti. [s124] Come un muscolo che diventa più forte attraverso l'allenamento, così si sviluppa la capacità di mantenere il percorso verso la libertà dal fumo anche nei momenti difficili. Un altro approccio che sta ricevendo sempre più attenzione nella ricerca è la terapia psichedelica. Studi suggeriscono che esperienze controllate con sostanze psichedeliche sotto supervisione terapeutica possono ampliare la percezione e la consapevolezza. [s125] Questo può portare a una nuova prospettiva sulla propria vita, sulla dipendenza e sui relativi schemi comportamentali.

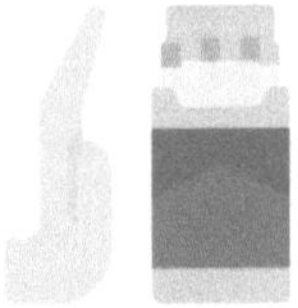

Attraverso la percezione alterata, possono essere ripristinate strategie di elaborazione emotiva e sociale e migliorata la flessibilità cognitiva. [s125] Ciò può consentire di rompere schemi di pensiero rigidi e trovare nuovi modi di affrontare emozioni e interazioni sociali. L'esperienza di un "nuovo risveglio" può aumentare la motivazione al cambiamento e supportare lo sviluppo di un nuovo senso della vita, non più determinato dalla dipendenza. [s125] La controllo degli impulsi migliorata, che può essere raggiunta attraverso la terapia psichedelica, contribuisce anche a resistere al desiderio di sigarette e a raggiungere la libertà dal fumo. [s125] È importante sottolineare che la terapia psichedelica è un campo di ricerca ancora giovane e la sua applicazione dovrebbe avvenire solo sotto rigorosa supervisione medica e terapeutica.

Utile sapere

Controllo degli impulsi

Un miglioramento del controllo degli impulsi aiuta a resistere al desiderio di sigarette e a prevenire le ricadute. È un elemento importante per il successo nella disassuefazione dal tabacco.

Flessibilità cognitiva

La flessibilità cognitiva descrive la capacità di pensare in modo flessibile e trovare nuove soluzioni. Nel contesto della disassuefazione dal fumo, consente lo sviluppo di nuovi comportamenti e la gestione di situazioni difficili senza ricorrere alle sigarette.

Compassione verso se stessi

La compassione verso se stessi aiuta ad affrontare le battute d'arresto nel processo di disassuefazione dal fumo con comprensione e accettazione, anziché giudicarsi. Promuove la motivazione e un approccio positivo alle sfide.

Terapia psichedelica

La terapia psichedelica è un approccio che utilizza esperienze psichedeliche controllate sotto supervisione terapeutica per aprire nuove prospettive sulla dipendenza e promuovere la motivazione al cambiamento. Può aiutare a rompere schemi di pensiero e comportamenti legati al fumo.

Riorientamento sociale

Il riorientamento sociale nel contesto della disassuefazione dal tabacco comprende la progettazione consapevole dell'ambiente sociale per supportare la libertà dal fumo e prevenire le ricadute. Come mostrano studi, le connessioni sociali influenzano in modo significativo le abitudini di fumo, sia all'inizio che in seguito [s126]. Le reti sociali esistenti possono, soprattutto in fasi di cambiamento della vita, avere un impatto sia negativo che positivo nel percorso verso la disassuefazione dal tabacco [s126]. I fumatori ex riferiscono, ad esempio, che relazioni sociali stabili, distaccate da cerchie di fumatori, hanno contribuito in modo sostanziale al loro successo [s126]. Un tale riorientamento può significare cercare nuovi contatti sociali che supportino la libertà dal fumo, o rivalutare e, se necessario, modificare le relazioni esistenti. Non si tratta necessariamente di un completo distacco da amici o familiari fumatori, ma piuttosto di un confronto consapevole con i propri bisogni e limiti. Ciò può significare creare situazioni in cui il fumo non gioca un ruolo, o parlare apertamente del proprio desiderio di supporto. La dinamica sociale all'interno dei gruppi influisce anche sul successo della disassuefazione. Le indagini sulle reti sociali dei fumatori hanno identificato diversi sottogruppi con tassi di successo differenti nella disassuefazione dal tabacco [s127]. Mentre un gruppo era caratterizzato da un ampio supporto sociale, non ha comunque raggiunto tassi ottimali di astinenza. Un altro gruppo, caratterizzato da frequenti contatti con fumatori e un livello di stress elevato, ha mostrato tassi di successo inferiori [s127]. Queste scoperte evidenziano che la qualità delle interazioni sociali – non solo la loro quantità – è decisiva. Un ambiente sociale positivo, che offre comprensione e incoraggiamento, può facilitare il processo di disassuefazione. Al contrario, lo stress e il contatto costante con fumatori possono aumentare la probabilità di una ricaduta. La progettazione consapevole dell'ambiente sociale e la ricerca di relazioni di supporto acquisiscono quindi

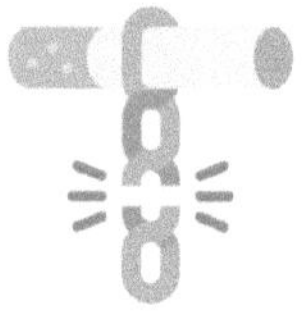

maggiore importanza. Oltre all'ambiente personale, anche le norme sociali e la stigmatisierung giocano un ruolo. Ad esempio, si osserva che tra le donne in gravidanza, la condanna sociale del fumo porta a un consumo nascosto e a un accesso difficile ai servizi di aiuto [s128]. Qui diventa evidente che è necessaria una modifica della percezione sociale e un approccio aperto e privo di pregiudizi al tema del fumo per facilitare il percorso verso la libertà dal fumo per i soggetti interessati.

Utile sapere

Disassuefazione dal tabacco

La disassuefazione dal tabacco descrive lo stato di completo rinuncia al consumo di tabacco. È l'obiettivo perseguito dai programmi di disassuefazione dal fumo e contribuisce in modo significativo al miglioramento della salute e della qualità della vita.

Studi

Gli studi scientifici forniscono importanti informazioni sui fattori che influenzano il successo della disassuefazione dal fumo. Aiutano a sviluppare strategie efficaci e ad aumentare le probabilità di successo.

Nuove attività sociali dopo aver smesso

Distribuzione del tempo dedicato alle nuove attività sociali dopo aver smesso di fumare.

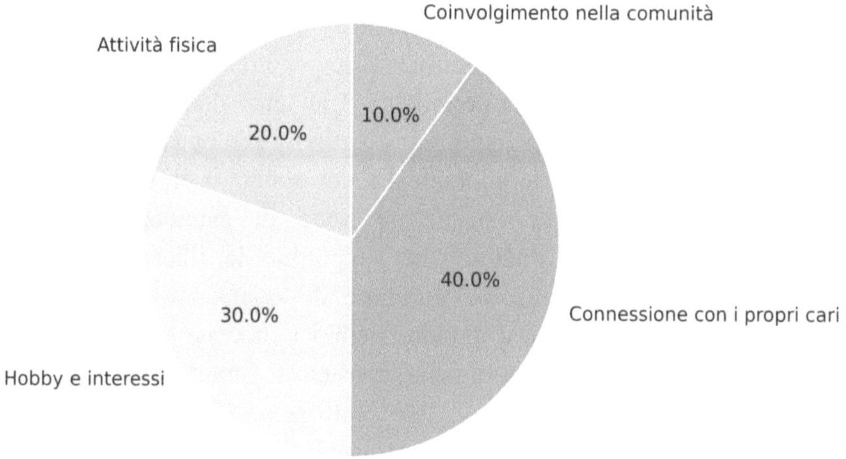

ATF: Attività fisica

CAR: Connessione con i propri cari

CIN: Coinvolgimento nella comunità

HOB: Hobby e interessi

La maggior parte del tempo è dedicata a 'Connettersi con i propri cari', evidenziando l'importanza del supporto sociale durante questa transizione. Anche 'Hobby e interessi' e 'Attività fisica' rappresentano porzioni significative, indicando un cambiamento positivo verso scelte di vita più sane. Sebbene il 'Coinvolgimento nella comunità' sia minore, contribuisce comunque al benessere generale e all'integrazione sociale. Questa distribuzione suggerisce un approccio equilibrato alla ricostruzione della vita sociale dopo aver smesso di fumare, concentrandosi sia sulla realizzazione personale che sul rafforzamento delle relazioni.

Obiettivi di salute

L'obiettivo di salute nella disassuefazione dal fumo va oltre il semplice smettere e include la qualità della vita complessiva. Serve come bussola e motivazione, specialmente quando il percorso verso l'astinenza da tabacco diventa difficile. Una strategia efficace consiste nel suddividere gli obiettivi in diverse aree: salute fisica, benessere psicologico e integrazione sociale. Gli obiettivi fisici potrebbero includere il miglioramento della funzione polmonare, l'aumento della forma fisica o la riduzione del rischio di cancro. Gli obiettivi psicologici riguardano la gestione dello stress, il miglioramento del sonno o il rafforzamento dell'autostima. Nell'ambito sociale, si tratta di mantenere relazioni esistenti e costruirne di nuove che supportino la libertà dal fumo. Questa suddivisione aiuta a strutturare il complesso processo di disassuefazione dal fumo e a rendere visibili i successi in singole aree. Ad esempio, il miglioramento della resistenza durante lo sport – un obiettivo fisico misurabile – può rafforzare la motivazione e promuovere la perseveranza, anche quando il carico psicologico è temporaneamente elevato. Il tipo di obiettivo influisce anche sul successo. Invece di evitare solo il comportamento indesiderato – fumare – dovrebbero essere formulati obiettivi positivi che spostino l'attenzione sui risultati desiderati. "Voglio poter respirare liberamente di nuovo" è più motivante di "Non voglio più fumare". L'inclusione di principi di economia comportamentale può supportare ulteriormente il raggiungimento degli obiettivi [s129]. Proprio come nei pazienti oncologici, la cui motivazione al trattamento può essere aumentata attraverso incentivi mirati, anche nella disassuefazione dal fumo possono essere utilizzati rinforzi positivi.

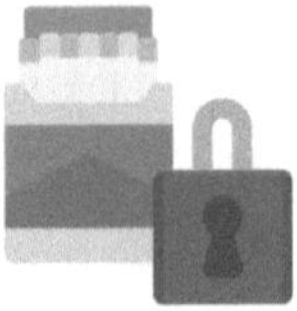

Piccole ricompense per traguardi raggiunti, ad esempio un bagno rilassante dopo una settimana senza fumo, possono promuovere la motivazione e rafforzare la perseveranza. In questo contesto, il supporto attivo da parte di personale medico, in particolare da parte di fornitori di servizi formati specificamente, è altrettanto importante che nella terapia oncologica, per superare le barriere individuali e promuovere l'uso di misure di supporto [s129]. L'integrazione del contesto sociale gioca un ruolo cruciale. Una comunicazione aperta sui propri obiettivi e la richiesta di supporto possono favorire la comprensione e la motivazione.

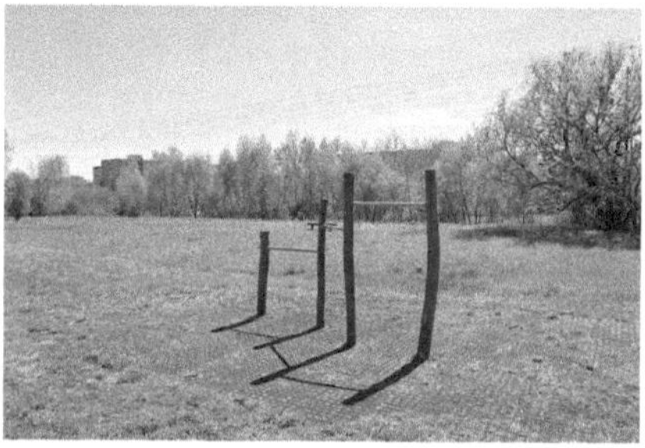

Fitness [i21]

Utile sapere

Astinenza da tabacco

L'astinenza da tabacco descrive lo stato di completo rinuncia al consumo di tabacco. È l'obiettivo principale della disassuefazione dal fumo e contribuisce in modo significativo al miglioramento della salute e della qualità della vita.

Principi di economia comportamentale

I principi di economia comportamentale possono essere utilizzati nella disassuefazione dal fumo per aumentare la motivazione e influenzare positivamente il comportamento. I sistemi di ricompensa e gli incentivi mirati possono facilitare il percorso verso l'astinenza da tabacco.

Qualità della vita dopo aver smesso di fumare

Miglioramento della qualità della vita

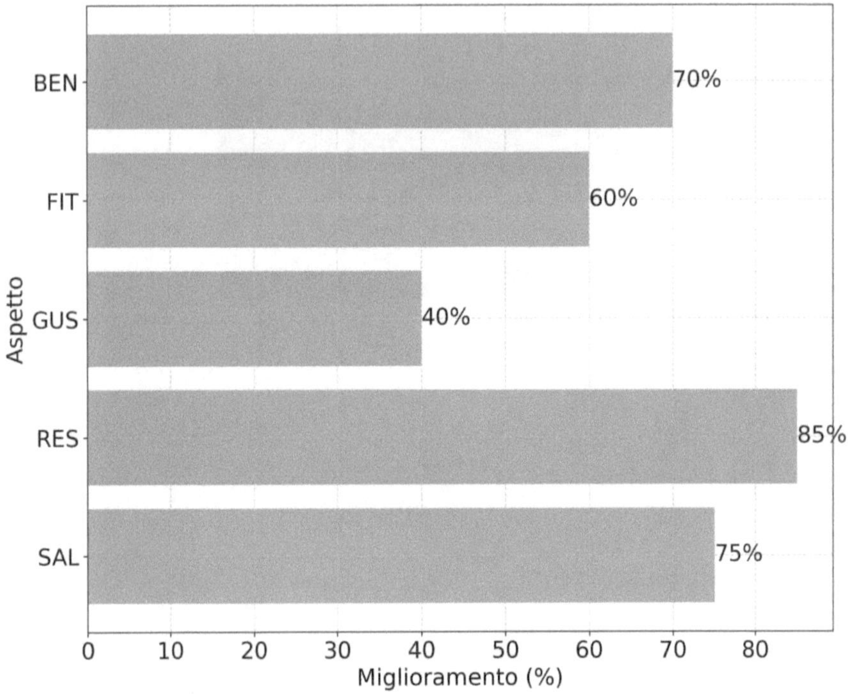

BEN: Respirazione

FIT: Fitness

GUS: Finanze

RES: Gusto

SAL: Benessere

La qualità della vita migliora significativamente in diverse aree dopo aver smesso di fumare. Il miglioramento della forma fisica è particolarmente evidente, seguito dal miglioramento della respirazione e del benessere generale. Anche il miglioramento finanziario è evidente, ma meno pronunciato rispetto ai benefici per la salute.

Consigli concreti

- Sviluppa il tuo personale motto di vita per il periodo dopo aver smesso di fumare, che ti ricordi la tua nuova libertà.
- Crea un "Albero della Vita" visivo e annota i frutti della tua libertà dal fumo, come maggiore energia o indipendenza finanziaria.
- Progetta la tua personale "Mappa della Libertà dal Fumo": segna i luoghi che desideri associare alla tua nuova vita sana.
- Scrivi un dialogo fittizio tra il tuo "Io Fumatore" e il tuo "Io Non Fumatore" per comprendere e risolvere i conflitti interiori.
- Crea un "Vision Board" per la tua vita senza fumo: raccogli immagini, citazioni e simboli che visualizzano i tuoi obiettivi e desideri.
- Sviluppa un "Manifesto della Libertà dal Fumo": formula i tuoi principi e impegni per una vita sana e autodeterminata.
- Racconta la tua storia di libertà dal fumo: condividi le tue esperienze e successi con gli altri e ispira.
- Trova la tua "Canzone della Libertà dal Fumo": scegli un brano musicale che ti colleghi a sentimenti positivi e ricordi della tua liberazione dalla dipendenza da nicotina.
- Sviluppa un "Rituale di Gratitudine": annota ogni sera tre cose per cui sei grato riguardo alla tua libertà dal fumo.
- Crea un "Luogo di Forza" nella natura: visita regolarmente questo luogo per ricaricare le energie e rafforzare il tuo legame con la natura.
- Collega la tua libertà dal fumo a un progetto artistico: scrivi una poesia, dipingi un quadro o compone una musica che esprima la tua trasformazione.

Revisione - 5. Libertà dal tabacco sostenibile

Per raggiungere una libertà sostenibile dal tabacco non basta smettere di fumare, ma è necessaria una trasformazione completa del proprio stile di vita e della propria immagine di sé. Il percorso può sembrare impegnativo, ma con le giuste strategie e un atteggiamento positivo, è possibile raggiungere i propri obiettivi e condurre una vita più sana e soddisfacente. Innanzitutto, è importante riconoscere i segnali di allerta precoci di un possibile ritorno al fumo. Prestate attenzione ai cambiamenti fisici e psicologici come un aumento dell'appetito, l'irrequietezza, ma anche a spostamenti sottili nel vostro umore o nella vostra attitudine verso il fumo. Analizzate le vostre situazioni di rischio personali – come lo stress, le occasioni sociali o determinati momenti della giornata – e sviluppate in anticipo piani d'azione concreti per questi momenti. Una passeggiata rilassante, una telefonata a una persona fidata o un esercizio di mindfulness possono aiutarvi a superare il desiderio prima che si trasformi in un ritorno al fumo.

Lo sviluppo di strategie di emergenza individuali è fondamentale per il successo a lungo termine. Create un piano di emergenza personale che contenga istruzioni pratiche per diverse sfide. Riflettete su quali attività vi aiutano in situazioni emotivamente difficili, quali pensieri vi rafforzano quando aumenta la pressione della dipendenza e quali persone potete contattare in caso di emergenza. Allenate comportamenti alternativi per le situazioni ad alto rischio. Se, ad esempio, eravate abituati a fumare una sigaretta dopo i pasti, potreste invece bere una tisana o mangiare un pezzo di frutta. Evitare le situazioni ad alto rischio e applicare le vostre strategie di emergenza aumenterà le vostre possibilità di rimanere liberi dal fumo in modo duraturo.

Rafforzate la vostra autostima prendendo consapevolezza e apprezzando i vostri successi – indipendentemente da quanto piccoli possano sembrare. Ogni giorno senza fumo, ogni attacco di desiderio superato è un passo nella giusta direzione. Premiati per i tuoi progressi, documenta i tuoi successi in un diario o in un'app e ricevi feedback positivi dal tuo ambiente sociale. Sviluppare una nuova identità come non fumatore è una parte importante di questo processo. Ridefinite le vostre routine e abitudini, trovate nuove attività che vi piacciono e cercate contatti sociali che supportino la vostra libertà dal fumo. Gli esercizi di mindfulness possono aiutarvi a affinare la vostra consapevolezza di sé e a consolidare la vostra nuova identità.

Il percorso verso una libertà sostenibile dal tabacco è un processo individuale che richiede tempo, pazienza e impegno. Ci saranno sfide, ma non lasciatevi scoraggiare. Concentratevi sui vostri obiettivi, utilizzate le risorse disponibili e siate orgogliosi di ogni passo che fate. Avete il potere di cambiare la vostra vita e di condurre una vita più sana e senza fumo. Investite in voi stessi – ne vale la pena!

Offerte aggiuntive gratuite in programma

Siamo lieti di potervi offrire in futuro materiali supplementari gratuiti per questo libro:

- Un capitolo bonus esclusivo con contenuti aggiuntivi
- Un riassunto compatto dell'intero libro in formato PDF
- Una versione radiodrammatica (In Programma)

La pubblicazione di questi materiali è prevista per 2025.
Vi invitiamo a visitare il nostro sito web già da oggi. Non appena il nostro servizio newsletter sarà attivo (previsto per 2025), potrete registrarvi per ricevere aggiornamenti e non perdere alcuna novità sulle offerte aggiuntive gratuite.

www.SaageBooks.com/it/
disassuefazione_dal_fumo-bonus-1Y1DTN

Cari lettori,

Siamo profondamente onorati che abbiate dedicato del tempo a leggere il nostro libro dall'inizio alla fine. Il nostro più grande desiderio è fornirvi preziose intuizioni e una guida pratica. La vostra fiducia nel nostro lavoro significa molto per noi. Speriamo che la lettura sia stata arricchente per voi. Se avete domande o suggerimenti, non esitate a contattarci attraverso il nostro sito web.

Se avete apprezzato questo libro, gradiremmo molto una recensione onesta. Potete facilmente lasciare la vostra valutazione onesta sulla piattaforma di vendita dove avete acquistato il libro.
Grazie per il vostro supporto!

Bendis Saage

Saage Media GmbH - Squadra

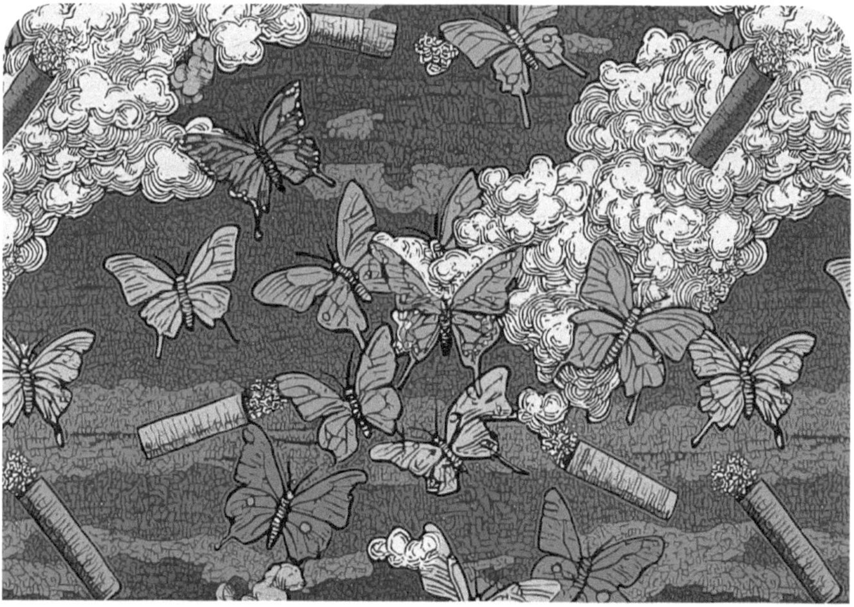

www.SaageBooks.com/it

Scopri di più! Il nostro sito web editoriale ti offre una vasta selezione di libri aggiuntivi. Oltre ai contenuti gratuiti e ai materiali bonus esclusivi, troverai anche informazioni approfondite sulle nostre opere. Sfoglia la nostra vasta offerta digitale e lasciati ispirare da ulteriori esperienze di lettura.

www.SaageBooks.com/it

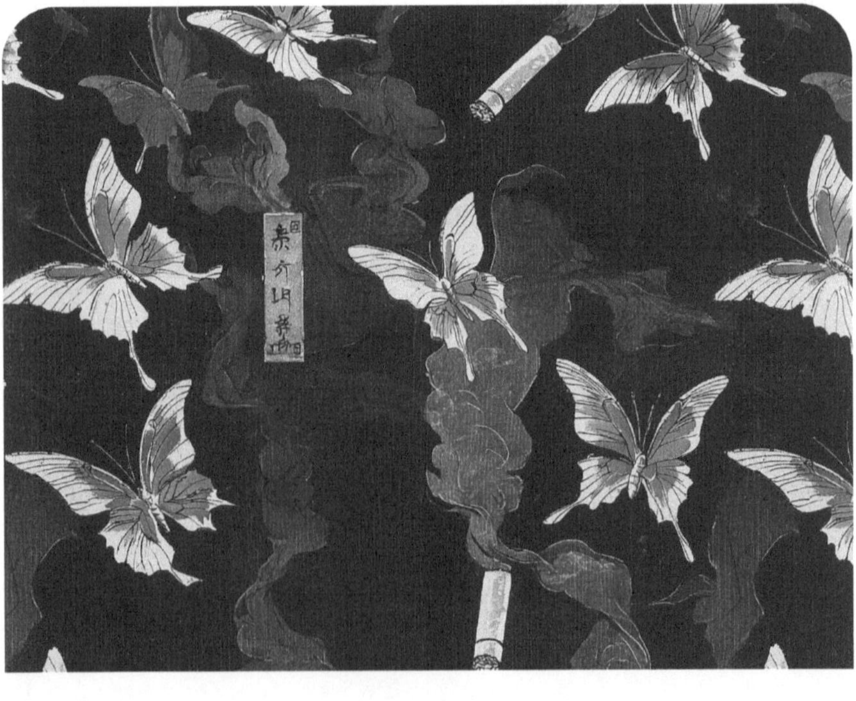

Fonti

I nostri sinceri ringraziamenti vanno a tutti gli autori delle fonti scientifiche e non scientifiche citate, ai gestori dei siti web referenziati e ai creatori delle immagini, grafiche e studi utilizzati, il cui prezioso lavoro ha contribuito alla creazione di questo libro.
Per ulteriori informazioni, ti consigliamo di visitare i siti web delle fonti. Se riscontri errori di mappatura o altre incongruenze, ti preghiamo di contattarci.

Tutte le fonti sono state consultate l'ultima volta il: 2025-02-11

[s1] - https://pmc.ncbi.nlm.nih.gov/articles/PMC2946180/

Autore:	Neal L Benowitz	**Titolo:**	Pharmacology of Nicotine: Addiction, Smoking-Induced Disease, and Therapeutics
di:	University of California, San Francisco	**DOI:**	10.1146/annurev.pharmtox.48.113006.094742
Data:	2009	**Sito web:**	PubMed Central (PMC)
Editore:	Annual review of pharmacology and toxicology		

[s2] - https://pmc.ncbi.nlm.nih.gov/articles/PMC2928221/

Autore:	Neal L Benowitz	**Titolo:**	Nicotine Addiction
di:	University of California, San Francisco	**DOI:**	10.1056/NEJMra0809890
Data:	2010 Jun 17	**Sito web:**	PubMed Central (PMC)
Editore:	The New England journal of medicine		

[s3] - https://www.ncbi.nlm.nih.gov/books/NBK555599/

Autore:	United States Public Health Service Office of the Surgeon General; National Center for Chronic Disease Prevention and Health Promotion (US) Office on Smoking and Health	**Titolo:**	New Biological Insights into Smoking Cessation
di:	US Department of Health and Human Services	**Data:**	2020
Sito web:	NCBI Bookshelf	**Editore:**	US Department of Health and Human Services

[s4] - https://pmc.ncbi.nlm.nih.gov/articles/PMC3025154/

Autore:	R C Jiloha	**Titolo:**	Biological basis of tobacco addiction: Implications for smoking-cessation treatment
di:	Department of Psychiatry, G. B. Pant Hospital, Maulana Azad Medical College and University of Delhi, India	**DOI:**	10.4103/0019-5545.74303
Data:	2010 Oct-Dec	**Sito web:**	PubMed Central (PMC)
Editore:	Indian Journal of Psychiatry		

[s5] - https://pmc.ncbi.nlm.nih.gov/articles/PMC7765398/

Autore:	Laurie Zawertailo, Sophia Attwells, Wayne K deRuiter, Thao Lan Le, Danielle Dawson, Peter Selby	**Titolo:**	Food Addiction and Tobacco Use Disorder: Common Liability and Shared Mechanisms
di:	University of Toronto; Centre for Addiction and Mental Health	**DOI:**	10.3390/nu12123834
Data:	2020 Dec 15	**Sito web:**	PubMed Central (PMC)
Editore:	Nutrients		

[s6] - https://pubmed.ncbi.nlm.nih.gov/33716514/

Autore:	Bucklin M	**Titolo:**	A 5-Factor Framework for Assessing Tobacco Use Disorder
DOI:	10.1177/1179173X21998355	**Data:**	02/26/2021
Sito web:	PubMed	**Editore:**	Tob Use Insights

[s7] - https://pubmed.ncbi.nlm.nih.gov/10973935/

Autore:	Quattrocki E; Baird A; Yurgelun-Todd D	**Titolo:**	Biological aspects of the link between smoking and depression
Data:	2000 Sep	**Sito web:**	PubMed
Editore:	Harv Rev Psychiatry		

[s8] - https://pmc.ncbi.nlm.nih.gov/articles/PMC3188825/

Autore:	Manoranjan S D'Souza, Athina Markou	**Titolo:**	Neuronal Mechanisms Underlying Development of Nicotine Dependence: Implications for Novel Smoking-Cessation Treatments
di:	University of California, San Diego	**Data:**	2011 Jul
Sito web:	PubMed Central (PMC)	**Editore:**	Addiction Science & Clinical Practice

[s9] - https://pmc.ncbi.nlm.nih.gov/articles/PMC3195407/

Autore:	J Audrain-McGovern, NL Benowitz	**Titolo:**	Cigarette Smoking, Nicotine, and Body Weight
DOI:	10.1038/clpt.2011.105	**Data:**	2011 Jun 1
Sito web:	PubMed Central (PMC)	**Editore:**	Clinical pharmacology and therapeutics

[s10] - https://pmc.ncbi.nlm.nih.gov/articles/PMC3025154/

Autore:	R C Jiloha	**Titolo:**	Biological basis of tobacco addiction: Implications for smoking-cessation treatment
di:	Department of Psychiatry, G. B. Pant Hospital, Maulana Azad Medical College and University of Delhi, India	**DOI:**	10.4103/0019-5545.74303
Data:	2010 Oct-Dec	**Sito web:**	PubMed Central (PMC)
Editore:	Indian Journal of Psychiatry		

[s11] - https://pmc.ncbi.nlm.nih.gov/articles/PMC2946180/

Autore:	Neal L Benowitz	**Titolo:**	Pharmacology of Nicotine: Addiction, Smoking-Induced Disease, and Therapeutics
di:	University of California, San Francisco	**DOI:**	10.1146/annurev.pharmtox.48.113006.094742
Data:	2009	**Sito web:**	PubMed Central (PMC)
Editore:	Annual review of pharmacology and toxicology		

[s12] - https://pmc.ncbi.nlm.nih.gov/articles/PMC6162172/

Autore:	Lea M Martin, Michael A Sayette	**Titolo:**	A Review of the Effects of Nicotine on Social Functioning
di:	University of Pittsburgh	**DOI:**	10.1037/pha0000208
Data:	2018 Jun 28	**Sito web:**	PubMed Central (PMC)
Editore:	Experimental and clinical psychopharmacology		

[s13] - https://nida.nih.gov/publications/research-reports/tobacco-nicotine-e-cigarettes/nicotine-addictive

Titolo:	Tobacco, Nicotine, & E-Cigarettes	**di:**	National Institute on Drug Abuse (NIDA)
Sito web:	NIDA	**Editore:**	NIDA

[s14] - https://pmc.ncbi.nlm.nih.gov/articles/PMC5490618/

Autore:	Robert West	**Titolo:**	Tobacco smoking: Health impact, prevalence, correlates and interventions
di:	Department of Behavioural Science and Health, University College London, London, UK	**DOI:**	10.1080/08870446.2017.1325890
Data:	2017 May 28	**Sito web:**	PubMed Central (PMC)
Editore:	Psychology & Health		

[s15] - https://pmc.ncbi.nlm.nih.gov/articles/PMC2897895/

Autore:	R Kathryn McHugh, Bridget A Hearon, Michael W Otto	**Titolo:**	Cognitive-Behavioral Therapy for Substance Use Disorders
di:	Boston University	**DOI:**	10.1016/j.psc.2010.04.012
Data:	2010 Sep	**Sito web:**	PubMed Central (PMC)

[s16] - https://pmc.ncbi.nlm.nih.gov/articles/PMC7611646/

Autore:	Gemma MJ Taylor, Amanda L Baker, Nadine Fox, David S Kessler, Paul Aveyard, Marcus R Munafò	**Titolo:**	Addressing concerns about smoking cessation and mental health: theoretical review and practical guide for healthcare professionals
DOI:	10.1192/bja.2020.52	**Data:**	2020 Sep 10
Sito web:	PubMed Central (PMC)	**Editore:**	BJPsych advances

[s17] - https://pmc.ncbi.nlm.nih.gov/articles/PMC8121093/

Autore:	Gemma MJ Taylor, Nicola Lindson, Amanda Farley, Andrea Leinberger-Jabari, Katherine Sawyer, Rebecca te Water Naudé, Annika Theodoulou, Naomi King, Chloe Burke, Paul Aveyard	**Titolo:**	Smoking cessation for improving mental health
di:	National Center for Biotechnology Information (NCBI)	**DOI:**	10.1002/14651858.CD013522.pub2
Data:	2021 Mar 9	**Sito web:**	PubMed Central (PMC)
Editore:	The Cochrane Database of Systematic Reviews		

[s18] - https://pmc.ncbi.nlm.nih.gov/articles/PMC7647439/

Autore:	Zev Schuman-Olivier, Marcelo Trombka, David A Lovas, Judson A Brewer, David R Vago, Richa Gawande, Julie P Dunne, Sara W Lazar, Eric B Loucks, Carl Fulwiler	**Titolo:**	Mindfulness and Behavior Change
DOI:	10.1097/HRP.0000000000000277	**Data:**	2020 Nov 6
Sito web:	PMC (PubMed Central)	**Editore:**	Harvard Review of Psychiatry

[s19] - https://pmc.ncbi.nlm.nih.gov/articles/PMC11508344/

Autore:	Julio A Camacho-Ruiz, Carmen M Galvez-Sánchez, Federica Galli, Rosa M Limiñana Gras	**Titolo:**	Patterns and Challenges in Help-Seeking for Addiction among Men: A Systematic Review
di:	PubMed Central (PMC)	**DOI:**	10.3390/jcm13206086
Data:	2024 Oct 12	**Sito web:**	pmc.ncbi.nlm.nih.gov
Editore:	Journal of Clinical Medicine		

[s20] - https://pmc.ncbi.nlm.nih.gov/articles/PMC6609869/

Autore:	J Hernigou, F Schuind	**Titolo:**	Tobacco and bone fractures: A review of the facts and issues that every orthopaedic surgeon should know
DOI:	10.1302/2046-3758.86.BJR-2018-0344.R1	**Data:**	2019 Jul 5
Sito web:	PubMed Central (PMC)	**Editore:**	Bone & Joint Research

[s21] - https://pmc.ncbi.nlm.nih.gov/articles/PMC4241583/

Autore:	Jodi C McDaniel, Kristine K Browning	**Titolo:**	Smoking, Chronic Wound Healing, and Implications for Evidence-Based Practice
di:	College of Nursing, The Ohio State University, Columbus. Clinical nursing College of Nursing, The Ohio State University, Columbus.	**DOI:**	10.1097/WON.0000000000000057
Data:	2014 Sep-Oct	**Sito web:**	PubMed Central (PMC)
Editore:	Journal of wound, ostomy, and continence nursing : official publication of The Wound, Ostomy and Continence Nurses Society / WOCN		

[s22] - https://pmc.ncbi.nlm.nih.gov/articles/PMC4601132/

Autore:	Rachna Begh, Nicola Lindson-Hawley, Paul Aveyard	**Titolo:**	Does reduced smoking if you can't stop make any difference?
di:	University of Oxford	**DOI:**	10.1186/s12916-015-0505-2
Data:	2015 Oct 12	**Sito web:**	PubMed Central (PMC)
Editore:	BMC Medicine		

[s23] - https://pmc.ncbi.nlm.nih.gov/articles/PMC3389568/

Autore:	Jesse Oliver Tweed, Stanley H Hsia, Kabirullah Lutfy, Theodore C Friedman	**Titolo:**	The endocrine effects of nicotine and cigarette smoke
di:	PubMed Central (PMC)	**DOI:**	10.1016/j.tem.2012.03.006
Data:	2012 May 2	**Sito web:**	PMC
Editore:	Trends in Endocrinology and Metabolism		

[s24] - https://pmc.ncbi.nlm.nih.gov/articles/PMC9875717/

Autore:	Sangeeta Gajendra, Scott McIntosh, Sucharu Ghosh	**Titolo:**	Effects of tobacco product use on oral health and the role of oral healthcare providers in cessation: A narrative review
di:	Eastman Institute for Oral Health, University of Rochester; Department of Public Health Sciences, University of Rochester; Arthur A. Dugoni School of Dentistry, University of the Pacific	**DOI:**	10.18332/tid/157203
Data:	2023 Jan 25	**Sito web:**	PubMed Central (PMC)
Editore:	Tobacco Induced Diseases		

[s25] - https://pmc.ncbi.nlm.nih.gov/articles/PMC10519547/

Autore:	Mueataz A Mahyoub, Sarah Al-Qurmoti, Ayesha Akram Rai, Mustafa Abbas, Majed Jebril, Mohammed Alnaggar, Shuixiang He	**Titolo:**	Adverse physiological effects of smoking cessation on the gastrointestinal tract: A review
di:	PubMed Central (PMC)	**DOI:**	10.1097/MD.0000000000035124
Data:	2023 Sep 22	**Sito web:**	PMC
Editore:	Medicine		

[s26] - https://pmc.ncbi.nlm.nih.gov/articles/PMC3162229/

Autore:	Geoffrey C Williams, Heather Patrick, Christopher P Niemiec, Richard M Ryan, Edward L Deci, Holly McGregor Lavigne	**Titolo:**	The Smoker's Health Project: A self-determination theory intervention to facilitate maintenance of tobacco abstinence
DOI:	10.1016/j.cct.2011.03.002	**Data:**	2011 Mar 5
Sito web:	PubMed Central (PMC)		

[s27] - https://pmc.ncbi.nlm.nih.gov/articles/PMC7309212/

Autore:	Federico Giulietti, Andrea Filipponi, Giulia Rosettani, Piero Giordano, Corrado Iacoacci, Francesco Spannella, Riccardo Sarzani	**Titolo:**	Pharmacological Approach to Smoking Cessation: An Updated Review for Daily Clinical Practice
di:	IRCCS INRCA, Ancona, Italy; Università Politecnica Delle Marche, Ancona, Italy	**DOI:**	10.1007/s40292-020-00396-9
Data:	2020 Jun 23	**Sito web:**	PubMed Central (PMC)
Editore:	High Blood Pressure & Cardiovascular Prevention		

[s28] - https://pmc.ncbi.nlm.nih.gov/articles/PMC6261256/

Autore:	Sara Kalkhoran, Neal L Benowitz, Nancy A Rigotti	**Titolo:**	Prevention and Treatment of Tobacco Use: JACC Health Promotion Series
DOI:	10.1016/j.jacc.2018.06.036	**Data:**	2018 Aug 28
Sito web:	PubMed Central (PMC)	**Editore:**	Journal of the American College of Cardiology

[s29] - https://pmc.ncbi.nlm.nih.gov/articles/PMC8121093/

Autore:	Gemma MJ Taylor, Nicola Lindson, Amanda Farley, Andrea Leinberger-Jabari, Katherine Sawyer, Rebecca te Water Naudé, Annika Theodoulou, Naomi King, Chloe Burke, Paul Aveyard	**Titolo:**	Smoking cessation for improving mental health
DOI:	10.1002/14651858.CD013522.pub2	**Data:**	2021 Mar 9
Sito web:	PubMed Central (PMC)	**Editore:**	The Cochrane Database of Systematic Reviews

[s30] - https://pmc.ncbi.nlm.nih.gov/articles/PMC6635501/

Autore:	Caitlin Notley, Sarah Gentry, Jonathan Livingstone-Banks, Linda Bauld, Rafael Perera, Jamie Hartmann-Boyce	**Titolo:**	Incentives for smoking cessation
DOI:	10.1002/14651858.CD004307.pub6	**Data:**	2019 Jul 17
Sito web:	PubMed Central (PMC)	**Editore:**	The Cochrane Database of Systematic Reviews

[s31] -
https://nida.nih.gov/publications/research-reports/tobacco-nicotine-e-cigarettes/what-are-treatments-tobacco-dependence

Titolo:	What are Treatments for Tobacco Dependence?	**di:**	National Institute on Drug Abuse (NIDA)
Sito web:	NIDA		

[s32] - https://pubmed.ncbi.nlm.nih.gov/10681484/

Autore:	Balfour D;Benowitz N;Fagerström K; Kunze M;Keil U	**Titolo:**	Diagnosis and treatment of nicotine dependence with emphasis on nicotine replacement therapy. A status report
DOI:	10.1053/euhj.1999.1949	**Data:**	2000 Mar
Sito web:	PubMed	**Editore:**	Eur Heart J

[s33] - https://pubmed.ncbi.nlm.nih.gov/15023708/

Autore:	Lerman C; Kaufmann V; Rukstalis M; Patterson F; Perkins K; Audrain-McGovern J; Benowitz N	**Titolo:**	Individualizing nicotine replacement therapy for the treatment of tobacco dependence: a randomized trial
DOI:	10.7326/0003-4819-140-6-200403160-00009	**Data:**	03/16/2004
Sito web:	PubMed	**Editore:**	Ann Intern Med

[s34] - https://pubmed.ncbi.nlm.nih.gov/35584242/

Autore:	Patel SY;Wayne GF;Progovac AM; Flores M;Moyer M;Mullin B;Levy D; Saloner B;Cook BL.	**Titolo:**	Effects of Medicaid coverage on receipt of tobacco dependence treatment among Medicaid beneficiaries with substance use disorder - PubMed
di:	PubMed	**DOI:**	10.1111/1475-6773.14007
Data:	2022 Dec	**Sito web:**	PubMed
Editore:	Health Serv Res		

[s35] - https://pmc.ncbi.nlm.nih.gov/articles/PMC4824537/

Autore:	Timothy B Baker, Megan E Piper, James H Stein, Stevens S Smith, Daniel M Bolt, David L Fraser, Michael C Fiore	**Titolo:**	The Effects of the Nicotine Patch vs. Varenicline vs. Combination Nicotine Replacement Therapy on Smoking Cessation at 26 Weeks: A Randomized Controlled Trial
di:	University of Wisconsin School of Medicine and Public Health	**DOI:**	10.1001/jama.2015.19284
Data:	2016 Jan 26	**Sito web:**	PubMed Central (PMC)
Editore:	JAMA		

[s36] - https://pubmed.ncbi.nlm.nih.gov/32600406/

Autore:	Zawertailo L;Hendershot CS;Tyndale RF;Le Foll B;Samokhvalov AV; Thorpe KE;Pipe A;Reid RD;Selby P.	**Titolo:**	Personalized dosing of nicotine replacement therapy versus standard dosing for the treatment of individuals with tobacco dependence: study protocol for a randomized placebo-controlled trial
DOI:	10.1186/s13063-020-04532-7	**Data:**	06/29/2020
Sito web:	PubMed	**Editore:**	Trials

[s37] - https://pubmed.ncbi.nlm.nih.gov/15637394/

Autore:	Lerman C, Patterson F, Berrettini W	**Titolo:**	Treating tobacco dependence: state of the science and new directions
di:	PubMed	**DOI:**	10.1200/JCO.2005.04.058
Data:	01/10/2005	**Sito web:**	PubMed
Editore:	J Clin Oncol		

[s38] -
https://nida.nih.gov/publications/research-reports/tobacco-nicotine-e-cigarettes/what-are-treatments-tobacco-dependence

Titolo:	What Are Treatments for Tobacco Dependence?	**di:**	National Institute on Drug Abuse (NIDA)
Sito web:	nida.nih.gov	**Editore:**	NIDA

[s39] - https://pmc.ncbi.nlm.nih.gov/articles/PMC7073926/

Autore:	Gemma M J Taylor, Taha Itani, Kyla H Thomas, Dheeraj Rai, Tim Jones, Frank Windmeijer, Richard M Martin, Marcus R Munafò, Neil M Davies, Amy E Taylor	**Titolo:**	Prescribing Prevalence, Effectiveness, and Mental Health Safety of Smoking Cessation Medicines in Patients With Mental Disorders
di:	University of Bristol	**DOI:**	10.1093/ntr/ntz072
Data:	2019 Jul 10	**Sito web:**	PubMed Central (PMC)
Editore:	Nicotine & Tobacco Research		

[s40] - https://pmc.ncbi.nlm.nih.gov/articles/PMC2518383/

Autore:	Karl Fagerström, John Hughes	**Titolo:**	Varenicline in the treatment of tobacco dependence
DOI:	10.2147/ndt.s927	**Data:**	2008 Apr
Sito web:	PubMed Central (PMC)	**Editore:**	Neuropsychiatric Disease and Treatment

[s41] - https://pubmed.ncbi.nlm.nih.gov/24372901/

Autore:	Kotz D, Brown J, West R	**Titolo:**	'Real-world' effectiveness of smoking cessation treatments: a population study
di:	National Center for Biotechnology Information	**DOI:**	10.1111/add.12429
Data:	2014 Mar	**Sito web:**	PubMed
Editore:	Addiction		

[s42] - https://dx.doi.org/10.15585/mmwr.mm7329a1

Autore:	Brenna VanFrank	**Titolo:**	Adult Smoking Cessation — United States, 2022
di:	Centers for Disease Control and Prevention (CDC)	**DOI:**	10.15585/mmwr.mm7329a1
Data:	July 25, 2024	**Sito web:**	MMWR (Morbidity and Mortality Weekly Report)
Editore:	CDC		

[s43] - https://pmc.ncbi.nlm.nih.gov/articles/PMC6400424/

Autore:	Eva AM van Eerd, Regina M van der Meer, Onno CP van Schayck, Daniel Kotz	**Titolo:**	Smoking cessation for people with chronic obstructive pulmonary disease
DOI:	10.1002/14651858.CD010744.pub2	**Data:**	2016 Aug 20
Sito web:	PubMed Central (PMC)	**Editore:**	The Cochrane Database of Systematic Reviews

[s44] - https://pmc.ncbi.nlm.nih.gov/articles/PMC2946180/

Autore:	Neal L Benowitz	**Titolo:**	Pharmacology of Nicotine: Addiction, Smoking-Induced Disease, and Therapeutics
di:	University of California, San Francisco	**DOI:**	10.1146/annurev.pharmtox.48.113006.094742
Data:	2009	**Sito web:**	PubMed Central (PMC)
Editore:	Annual review of pharmacology and toxicology		

[s45] -
https://nida.nih.gov/publications/research-reports/tobacco-nicotine-e-cigarettes/what-are-treatments-tobacco-dependence

Titolo:	What are Treatments for Tobacco Dependence?	**di:**	National Institute on Drug Abuse (NIDA)
Sito web:	nida.nih.gov		

[s46] -
https://nida.nih.gov/about-nida/noras-blog/2023/06/nida-supports-research-novel-approaches-smoking-cessation

Titolo:	NIDA Supports Research on Novel Approaches to Smoking Cessation	**di:**	National Institute on Drug Abuse (NIDA)
Data:	June 2023	**Sito web:**	nida.nih.gov
Editore:	National Institutes of Health (NIH)		

[s47] - https://pubmed.ncbi.nlm.nih.gov/35133411/

Autore:	Rigotti NA; Kruse GR; Livingstone-Banks J; Hartmann-Boyce J	**Titolo:**	Treatment of Tobacco Smoking: A Review
DOI:	10.1001/jama.2022.0395	**Data:**	02/08/2022
Sito web:	PubMed	**Editore:**	JAMA

[s48] - https://pmc.ncbi.nlm.nih.gov/articles/PMC6099309/

Autore:	Chandni Hindocha, Tom P Freeman, Meryem Grabski, Jack B Stroud, Holly Crudgington, Alan C Davies, Ravi K Das, William Lawn, Celia J A Morgan, H Valerie Curran	**Titolo:**	Cannabidiol reverses attentional bias to cigarette cues in a human experimental model of tobacco withdrawal
di:	University College London, National Addiction Centre, Institute of Psychiatry, Psychology and Neuroscience, King's College London, School of Experimental Psychology, University of Bristol, Psychopharmacology and Addiction Research Centre, University of Exeter	**DOI:**	10.1111/add.14243
Data:	2018 Jun 3	**Sito web:**	PubMed Central (PMC)
Editore:	Addiction (Abingdon, England)		

[s49] - https://pmc.ncbi.nlm.nih.gov/articles/PMC7297086/

Autore:	Jennifer B McClure, Jonathan Bricker, Kristin Mull, Jaimee L Heffner	**Titolo:**	Comparative Effectiveness of Group-Delivered Acceptance and Commitment Therapy versus Cognitive Behavioral Therapy for Smoking Cessation: A Randomized Controlled Trial
di:	Kaiser Permanente Washington Health Research Institute; Fred Hutchinson Cancer Research Center	**DOI:**	10.1093/ntr/nty268
Data:	2018 Dec 19	**Sito web:**	PubMed Central (PMC)
Editore:	Oxford University Press		

[s50] - https://pmc.ncbi.nlm.nih.gov/articles/PMC2666379/

Autore:	Michael J Zvolensky, Sherry H Stewart, Anka A Vujanovic, Dubravka Gavric, Dan Steeves	**Titolo:**	Anxiety sensitivity and anxiety and depressive symptoms in the prediction of early smoking lapse and relapse during smoking cessation treatment
DOI:	10.1093/ntr/ntn037	**Data:**	2009 Feb 23
Sito web:	PubMed Central (PMC)	**Editore:**	Nicotine & Tobacco Research

[s51] - https://pmc.ncbi.nlm.nih.gov/articles/PMC3910509/

Autore:	Kenneth A Perkins, Caryn Lerman	**Titolo:**	AN EFFICIENT EARLY PHASE 2 PROCEDURE TO SCREEN MEDICATIONS FOR EFFICACY IN SMOKING CESSATION
DOI:	10.1007/s00213-013-3364-6	**Data:**	2013 Dec 3
Sito web:	PubMed Central (PMC)		

[s52] - https://pmc.ncbi.nlm.nih.gov/articles/PMC7874528/

Autore:	Christine Vinci	**Titolo:**	Cognitive Behavioral and Mindfulness-Based Interventions for Smoking Cessation: a Review of the Recent Literature
di:	Moffitt Cancer Center	**DOI:**	10.1007/s11912-020-00915-w
Data:	2020 May 16	**Sito web:**	PubMed Central (PMC)
Editore:	Current oncology reports		

[s53] - https://pmc.ncbi.nlm.nih.gov/articles/PMC7263424/

Autore:	Adrian R White, Hagen Rampes, Jian Ping Liu, Lindsay F Stead, John Campbell	**Titolo:**	Acupuncture and related interventions for smoking cessation
DOI:	10.1002/14651858.CD000009.pub4	**Data:**	2014 Jan 23
Sito web:	PubMed Central (PMC)	**Editore:**	The Cochrane Database of Systematic Reviews

[s54] - https://www.ncbi.nlm.nih.gov/books/NBK64116/

Titolo:	4 Physical Detoxification Services for Withdrawal From Specific Substances	**di:**	Substance Abuse and Mental Health Services Administration (US)
Data:	2006	**Sito web:**	NCBI Bookshelf

[s55] - https://pmc.ncbi.nlm.nih.gov/articles/PMC6339342/

Autore:	Mona Hersi, Gregory Traversy, Brett D Thombs, Andrew Beck, Becky Skidmore, Stéphane Groulx, Eddy Lang, Donna L Reynolds, Brenda Wilson, Steven L Bernstein, Peter Selby, Stephanie Johnson-Obaseki, Douglas Manuel, Smita Pakhale, Justin Presseau, Susan Courage, Brian Hutton, Beverley J Shea, Vivian Welch, Matt Morrow, Julian Little, Adrienne Stevens	**Titolo:**	Effectiveness of stop smoking interventions among adults: protocol for an overview of systematic reviews and an updated systematic review
DOI:	10.1186/s13643-018-0928-x	**Data:**	2019 Jan 19
Sito web:	PubMed Central (PMC)	**Editore:**	Systematic Reviews

[s56] - https://www.nccih.nih.gov/health/quitting-smoking

Titolo:	Quitting Smoking With Complementary Health Approaches	**di:**	U.S. National Institutes of Health
Sito web:	NCCIH		

[s57] - https://pmc.ncbi.nlm.nih.gov/articles/PMC10647068/

Autore:	Chun-Li Lu, Xin-Yan Jin, Qian-Yun Wang, Xiao-Ying Chen, Ruo-Xiang Zheng, Chao-Jie Wang, Jing-Jing Jiang, Shu-Yu Qiao, Si-Hong Yang, Wei-Han Zhang, Si-Yi Chen, Jia-Xuan Li, Xue-Han Liu, Yu-Si Suo, Jian-Hua Wang, Xue Xue, Li-Rong Liang, Nicola Robinson, Jian-Ping Liu	**Titolo:**	Traditional Chinese medicine for smoking cessation: An umbrella review of systematic reviews and meta-analysis of randomized controlled trials
DOI:	10.18332/tid/174090	**Data:**	2023 Nov 15
Sito web:	PubMed Central (PMC)	**Editore:**	Tobacco Induced Diseases

[s58] - https://pmc.ncbi.nlm.nih.gov/articles/PMC10624982/

Autore:	Zhao Liu, Rui Qin, Xue-Jun Hu, Li-Jun Liu, Su-Qin Xu, Guo-Chao Shi, Hong Zhou, Jing Bai, Chun-Mei Zhang, Yong Qi, Wei Zhou, Shu-Hua Lan, Jin Tong, Tong-Sheng Su, Qiang Wang, Xin-Yan Yang, De-Jun Sun, Li-Ming Zhu, Xiao-Yang Chen, Hong Chen, Yu-Peng Xie, Zhi-Hua Xiao, Yan-Bin Chen, Bo Zhao, Qiu-Ge Wu, Wen-Li Chen, Dong-Yan Li, Hongbo Liu, An-Qi Cheng, Zi-Yang Cui, Liang Zhao, Jin-Xuan Li, Xiao-Wen Wei	**Titolo:**	Real-world tobacco cessation practice in China: findings from the prospective, nationwide multicenter China National Tobacco Cessation Cohort Study (CNTCCS)
Sito web:	PMC		

[s59] -
https://nida.nih.gov/publications/research-reports/tobacco-nicotine-e-cigarettes/what-are-treatments-tobacco-dependence

Titolo:	What Are Treatments for Tobacco Dependence?	**di:**	National Institute on Drug Abuse (NIDA)
Sito web:	nida.nih.gov	**Editore:**	NIDA

[s60] -
https://www.nccih.nih.gov/health/providers/digest/complementary-health-approaches-for-smoking-cessation-science

Titolo:	Complementary Health Approaches for Smoking Cessation: What the Science Says	**di:**	National Center for Complementary and Integrative Health (NCCIH), NIH
Sito web:	nccih.nih.gov		

[s61] - https://pmc.ncbi.nlm.nih.gov/articles/PMC3770754/

Autore:	Laura Carim-Todd, Suzanne H Mitchell, Barry S Oken	**Titolo:**	Mind-body practices: an alternative, drug-free treatment for smoking cessation? A systematic review of the literature
di:	Oregon Health & Science University (OHSU)	**DOI:**	10.1016/j.drugalcdep.2013.04.014
Data:	2013 May 8	**Sito web:**	PubMed Central (PMC)
Editore:	Drug and alcohol dependence		

[s62] - https://pmc.ncbi.nlm.nih.gov/articles/PMC9009295/

Autore:	Sarah Jackson, Jamie Brown, Emma Norris, Jonathan Livingstone-Banks, Emily Hayes, Nicola Lindson	**Titolo:**	Mindfulness for smoking cessation
di:	University College London, Brunel University London, Nuffield Department of Primary Care Health Sciences, University of Oxford, Centre for Behaviour Change	**DOI:**	10.1002/14651858.CD013696.pub2
Data:	2022 Apr 14	**Sito web:**	PubMed Central (PMC)
Editore:	The Cochrane Database of Systematic Reviews		

[s63] - https://pmc.ncbi.nlm.nih.gov/articles/PMC8121093/

Autore:	Gemma MJ Taylor, Nicola Lindson, Amanda Farley, Andrea Leinberger-Jabari, Katherine Sawyer, Rebecca te Water Naudé, Annika Theodoulou, Naomi King, Chloe Burke, Paul Aveyard	**Titolo:**	Smoking cessation for improving mental health
di:	University of Bath, University of Oxford, University of Birmingham, New York University Abu Dhabi	**DOI:**	10.1002/14651858.CD013522.pub2
Data:	2021 Mar 9	**Sito web:**	PubMed Central (PMC)
Editore:	The Cochrane Database of Systematic Reviews		

[s64] - https://nida.nih.gov/publications/research-reports/tobacco-nicotine-e-cigarettes/what-are-treatments-tobacco-dependence

Titolo:	What Are Treatments for Tobacco Dependence?	**di:**	National Institute on Drug Abuse (NIDA)
Sito web:	nida.nih.gov	**Editore:**	National Institute on Drug Abuse (NIDA)

[s65] - https://pmc.ncbi.nlm.nih.gov/articles/PMC7874528/

Autore:	Christine Vinci	**Titolo:**	Cognitive Behavioral and Mindfulness-Based Interventions for Smoking Cessation: a Review of the Recent Literature
di:	Moffitt Cancer Center	**DOI:**	10.1007/s11912-020-00915-w
Data:	2020 May 16	**Sito web:**	PubMed Central (PMC)
Editore:	Current oncology reports		

[s66] - https://www.ncbi.nlm.nih.gov/books/NBK63957/

Autore:	Tobacco Use and Dependence Guideline Panel	**Titolo:**	Glossary - Treating Tobacco Use and Dependence: 2008 Update
di:	US Department of Health and Human Services	**Data:**	2008/05
Sito web:	NCBI Bookshelf	**Editore:**	US Department of Health and Human Services

[s67] - https://pmc.ncbi.nlm.nih.gov/articles/PMC9009295/

Autore:	Sarah Jackson, Jamie Brown, Emma Norris, Jonathan Livingstone-Banks, Emily Hayes, Nicola Lindson	**Titolo:**	Mindfulness for smoking cessation
DOI:	10.1002/14651858.CD013696.pub2	**Data:**	2022 Apr 14
Sito web:	PubMed Central (PMC)	**Editore:**	The Cochrane Database of Systematic Reviews

[s68] - https://pmc.ncbi.nlm.nih.gov/articles/PMC6464070/

Autore:	Lindsay F Stead, Allison J Carroll, Tim Lancaster	**Titolo:**	Group behaviour therapy programmes for smoking cessation
di:	University of Oxford, Nuffield Department of Primary Care Health Sciences; Northwestern University Feinberg School of Medicine, Department of Preventive Medicine	**DOI:**	10.1002/14651858.CD001007.pub3
Data:	2017 Mar 31	**Sito web:**	PMC (PubMed Central)
Editore:	The Cochrane Database of Systematic Reviews		

[s69] - https://pmc.ncbi.nlm.nih.gov/articles/PMC4562427/

Autore:	Nancy A Rigotti	**Titolo:**	Strategies to Help a Smoker Who is Struggling to Quit
DOI:	10.1001/jama.2012.13043	**Data:**	2012 Oct 17
Sito web:	PubMed Central (PMC)	**Editore:**	JAMA

[s70] - https://pmc.ncbi.nlm.nih.gov/articles/PMC6400424/

Autore:	Eva AM van Eerd, Regina M van der Meer, Onno CP van Schayck, Daniel Kotz	**Titolo:**	Smoking cessation for people with chronic obstructive pulmonary disease
di:	CAPHRI School for Public Health and Primary Care, Maastricht University Medical Centre, Department of Family Medicine, Maastricht, Netherlands; Public Health Service of Haaglanden, Epidemiology, The Hague, Netherlands; Maastricht University (CAPHRI), Department of Family Medicine, Maastricht, Netherlands; Heinrich-Heine-University, Institute of General Practice, Addiction Research and Clinical Epidemiology, Medical Faculty, Düsseldorf, Germany	**DOI:**	10.1002/14651858.CD010744.pub2
Data:	2016 Aug 20	**Sito web:**	PubMed Central (PMC)
Editore:	The Cochrane Database of Systematic Reviews		

[s71] - https://pmc.ncbi.nlm.nih.gov/articles/PMC6819982/

Autore:	Michael H Ussher, Guy E J Faulkner, Kathryn Angus, Jamie Hartmann-Boyce, Adrian H Taylor	**Titolo:**	Exercise interventions for smoking cessation
DOI:	10.1002/14651858.CD002295.pub6	**Data:**	2019 Oct 30
Sito web:	PubMed Central (PMC)	**Editore:**	The Cochrane Database of Systematic Reviews

[s72] - https://pmc.ncbi.nlm.nih.gov/articles/PMC6464070/

Autore:	Lindsay F Stead, Allison J Carroll, Tim Lancaster	**Titolo:**	Group behaviour therapy programmes for smoking cessation
DOI:	10.1002/14651858.CD001007.pub3	**Data:**	2017 Mar 31
Sito web:	PubMed Central (PMC)	**Editore:**	The Cochrane Database of Systematic Reviews

[s73] - https://nida.nih.gov/publications/research-reports/tobacco-nicotine-e-cigarettes/what-are-treatments-tobacco-dependence

Titolo:	What Are Treatments for Tobacco Dependence?	**di:**	National Institute on Drug Abuse (NIDA)
Sito web:	National Institute on Drug Abuse (NIDA)	**Editore:**	National Institutes of Health (NIH)

[s74] - https://pmc.ncbi.nlm.nih.gov/articles/PMC8121093/

Autore:	Gemma MJ Taylor, Nicola Lindson, Amanda Farley, Andrea Leinberger-Jabari, Katherine Sawyer, Rebecca te Water Naudé, Annika Theodoulou, Naomi King, Chloe Burke, Paul Aveyard	**Titolo:**	Smoking cessation for improving mental health
di:	National Center for Biotechnology Information (NCBI)	**DOI:**	10.1002/14651858.CD013522.pub2
Data:	2021 Mar 9	**Sito web:**	PubMed Central (PMC)
Editore:	The Cochrane Database of Systematic Reviews		

[s75] - https://pmc.ncbi.nlm.nih.gov/articles/PMC3304243/

Autore:	Beth C Bock, Joseph L Fava, Ronnesia Gaskins, Kathleen M Morrow, David M Williams, Ernestine Jennings, Bruce M Becker, Geoffrey Tremont, Bess H Marcus	**Titolo:**	Yoga as a Complementary Treatment for Smoking Cessation in Women
di:	National Center for Biotechnology Information (NCBI)	**DOI:**	10.1089/jwh.2011.2963
Data:	2012 Feb	**Sito web:**	PubMed Central (PMC)
Editore:	Journal of Women's Health		

[s76] - https://pmc.ncbi.nlm.nih.gov/articles/PMC2897895/

Autore:	R Kathryn McHugh, Bridget A Hearon, Michael W Otto	**Titolo:**	Cognitive-Behavioral Therapy for Substance Use Disorders
di:	Boston University	**DOI:**	10.1016/j.psc.2010.04.012
Data:	2010 Sep	**Sito web:**	PubMed Central (PMC)
Editore:	The Psychiatric clinics of North America		

[s77] - https://pmc.ncbi.nlm.nih.gov/articles/PMC3150158/

Autore:	Debra Umberson, Jennifer Karas Montez	**Titolo:**	Social Relationships and Health: A Flashpoint for Health Policy
di:	National Center for Biotechnology Information (NCBI)	**DOI:**	10.1177/0022146510383501
Data:	2010	**Sito web:**	PubMed Central (PMC)
Editore:	Journal of health and social behavior		

[s78] - https://pmc.ncbi.nlm.nih.gov/articles/PMC4158844/

Autore:	Dennis C Daley	**Titolo:**	Family and social aspects of substance use disorders and treatment
di:	Addiction Medicine Services, Western Psychiatric Institute and Clinic, Pittsburgh, PA, USA	**DOI:**	10.1016/j.jfda.2013.09.038
Data:	2013 Dec	**Sito web:**	PMC
Editore:	Journal of food and drug analysis		

[s79] - https://www.ncbi.nlm.nih.gov/books/NBK585650/

Autore:	Jorunn Drageset	**Titolo:**	Social Support
di:	National Center for Biotechnology Information (NCBI)	**DOI:**	10.1007/978-3-030-63135-2_11
Data:	2021/03/12	**Sito web:**	NCBI Bookshelf
Editore:	Springer		

[s80] - https://pmc.ncbi.nlm.nih.gov/articles/PMC3518627/

Autore:	Rennie Negron, Anika Martin, Meital Almog, Amy Balbierz, Elizabeth A Howell	**Titolo:**	Social support during the postpartum period: Mothers' views on needs, expectations, and mobilization of support
di:	National Center for Biotechnology Information (NCBI)	**DOI:**	10.1007/s10995-012-1037-4
Data:	2013 May	**Sito web:**	PubMed Central (PMC)
Editore:	Springer		

[s81] - https://pmc.ncbi.nlm.nih.gov/articles/PMC4869534/

Autore:	Ann W Nguyen, Linda M Chatters, Robert Joseph Taylor, Dawne M Mouzon	**Titolo:**	Social Support from Family and Friends and Subjective Well-Being of Older African Americans
DOI:	10.1007/s10902-015-9626-8	**Data:**	2015 Mar 15
Sito web:	PubMed Central (PMC)	**Editore:**	Journal of happiness studies

[s82] - https://pmc.ncbi.nlm.nih.gov/articles/PMC5104348/

Autore:	Bridgette E Garrett, Shanta R Dube, Stephen Babb, Tim McAfee	**Titolo:**	Addressing the Social Determinants of Health to Reduce Tobacco-Related Disparities
di:	Office on Smoking and Health, Centers for Disease Control and Prevention, Atlanta, GA; Division of Epidemiology and Biostatistics, Georgia State University, Atlanta, GA	**DOI:**	10.1093/ntr/ntu266
Data:	2014 Dec 16	**Sito web:**	PubMed Central (PMC)

[s83] - https://pmc.ncbi.nlm.nih.gov/articles/PMC6612927/

Autore:	Lionel Pourtau, Elise Martin, Gwenn Menvielle, Fabienne El Khoury-Lesueur, Maria Melchior	**Titolo:**	To smoke or not to smoke? A qualitative study among young adults
DOI:	10.1016/j.pmedr.2019.100927	**Data:**	2019 Jun 22
Sito web:	PubMed Central (PMC)	**Editore:**	Preventive Medicine Reports

[s84] - https://pmc.ncbi.nlm.nih.gov/articles/PMC6486126/

Autore:	Malgorzata M Bala, Lukasz Strzeszynski, Roman Topor-Madry	**Titolo:**	Mass media interventions for smoking cessation in adults
DOI:	10.1002/14651858.CD004704.pub4	**Data:**	2017 Nov 21
Sito web:	PubMed Central (PMC)	**Editore:**	The Cochrane Database of Systematic Reviews

[s85] - https://www.ncbi.nlm.nih.gov/books/NBK99236/

Autore:	National Center for Chronic Disease Prevention and Health Promotion (US) Office on Smoking and Health	**Titolo:**	Social, Environmental, Cognitive, and Genetic Influences on the Use of Tobacco Among Youth
di:	Centers for Disease Control and Prevention (US)	**Data:**	2012
Sito web:	NCBI Bookshelf	**Editore:**	Centers for Disease Control and Prevention (US)

[s86] - https://pmc.ncbi.nlm.nih.gov/articles/PMC6459678/

Autore:	Julia N Soulakova, Chiung-Ya Tang, Selena A Leonardo, Lindsay A Taliaferro	**Titolo:**	Motivational Benefits of Social Support and Behavioural Interventions for Smoking Cessation
di:	University of Central Florida	**DOI:**	10.1017/jsc.2017.26
Data:	2018 Jan 21	**Sito web:**	PubMed Central (PMC)
Editore:	Cambridge University Press		

[s87] - https://pmc.ncbi.nlm.nih.gov/articles/PMC6720923/

Autore:	Floor A van den Brand, Puck Nagtzaam, Gera E Nagelhout, Bjorn Winkens, Constant P van Schayck	**Titolo:**	The Association of Peer Smoking Behavior and Social Support with Quit Success in Employees Who Participated in a Smoking Cessation Intervention at the Workplace
di:	Maastricht University, IVO Research Institute, National Center for Biotechnology Information (NCBI), National Library of Medicine (NLM), National Institutes of Health (NIH), HHS, USA.gov	**DOI:**	10.3390/ijerph16162831
Data:	2019 Aug 8	**Sito web:**	PubMed Central (PMC)
Editore:	MDPI		

[s88] - https://pmc.ncbi.nlm.nih.gov/articles/PMC5052086/

Autore:	Anne Saw, Debora Paterniti, Lei-Chun Fung, Janice Y Tsoh, Moon S Chen, Jr, Elisa Tong	**Titolo:**	Social Environmental Influences on Smoking and Cessation: Qualitative Perspectives among Chinese-Speaking Smokers and Nonsmokers in California
DOI:	10.1007/s10903-016-0358-6	**Data:**	2017 Dec
Sito web:	PubMed Central (PMC)	**Editore:**	Journal of immigrant and minority health

[s89] - https://pmc.ncbi.nlm.nih.gov/articles/PMC4511598/

Autore:	Susan E Short, Stefanie Mollborn	**Titolo:**	Social Determinants and Health Behaviors: Conceptual Frames and Empirical Advances
DOI:	10.1016/j.copsyc.2015.05.002	**Data:**	2015 Oct
Sito web:	PubMed Central (PMC)		

[s90] - https://pmc.ncbi.nlm.nih.gov/articles/PMC3490871/

Autore:	Wilma S Leslie, Preethi R Koshy, Mhairi Mackenzie, Heather M Murray, Susan Boyle, Michael EJ Lean, Andrew Walker, Catherine R Hankey	**Titolo:**	Changes in body weight and food choice in those attempting smoking cessation: a cluster randomised controlled trial
DOI:	10.1186/1471-2458-12-389	**Data:**	2012 May 29
Sito web:	PubMed Central (PMC)	**Editore:**	BMC Public Health

[s91] - https://pubmed.ncbi.nlm.nih.gov/9863851/

Autore:	Ornish D;Scherwitz LW;Billings JH; Brown SE;Gould KL;Merritt TA; Sparler S;Armstrong WT;Ports TA; Kirkeeide RL;Hogeboom C;Brand RJ.	**Titolo:**	Intensive lifestyle changes for reversal of coronary heart disease
DOI:	10.1001/jama.280.23.2001	**Data:**	12/16/1998
Sito web:	PubMed	**Editore:**	JAMA

[s92] - https://pmc.ncbi.nlm.nih.gov/articles/PMC6125029/

Autore:	Jenna Brinks, Amy Fowler, Barry A Franklin, Jassu Dulai	**Titolo:**	Lifestyle Modification in Secondary Prevention: Beyond Pharmacotherapy
di:	William Beaumont Hospital; Oakland University William Beaumont School of Medicine	**DOI:**	10.1177/1559827616651402
Data:	2016 Jul 8	**Sito web:**	PubMed Central (PMC)
Editore:	American Journal of Lifestyle Medicine		

[s93] - https://www.ncbi.nlm.nih.gov/books/NBK585052/

Autore:	Richa Patel, Reddog E. Sina, Daniel Keyes	**Titolo:**	Lifestyle Modification for Diabetes and Heart Disease Prevention
di:	StatPearls Publishing	**Data:**	2024/02/12
Sito web:	NCBI Bookshelf	**Editore:**	StatPearls Publishing

[s94] - https://pmc.ncbi.nlm.nih.gov/articles/PMC9736780/

Autore:	Christoph Schäfer, Gernot Keyßer	**Titolo:**	Lifestyle Factors and Their Influence on Rheumatoid Arthritis: A Narrative Review
DOI:	10.3390/jcm11237179	**Data:**	2022 Dec 2
Sito web:	PubMed Central (PMC)	**Editore:**	Journal of Clinical Medicine

[s95] - https://pmc.ncbi.nlm.nih.gov/articles/PMC2946180/

Autore:	Neal L Benowitz	**Titolo:**	Pharmacology of Nicotine: Addiction, Smoking-Induced Disease, and Therapeutics
di:	University of California, San Francisco	**DOI:**	10.1146/annurev.pharmtox.48.113006.094742
Data:	2009	**Sito web:**	PubMed Central (PMC)
Editore:	Annual review of pharmacology and toxicology		

[s96] - https://pmc.ncbi.nlm.nih.gov/articles/PMC7849885/

Autore:	Lieke Agathe Dieleman, Petra G van Peet, Hedwig M M Vos	**Titolo:**	Gender differences within the barriers to smoking cessation and the preferences for interventions in primary care a qualitative study using focus groups in The Hague, The Netherlands
di:	Department of Public Health and Primary Care, LUMC, Leiden, The Netherlands	**DOI:**	10.1136/bmjopen-2020-042623
Data:	2021 Jan 29	**Sito web:**	PubMed Central (PMC)
Editore:	BMJ Open		

[s97] - https://pmc.ncbi.nlm.nih.gov/articles/PMC6468133/

Autore:	Alicia M Allen, Andrea H Weinberger, Reagan R Wetherill, Carol L Howe, Sherry A McKee	**Titolo:**	Oral Contraceptives and Cigarette Smoking: A Review of the Literature and Future Directions
di:	National Center for Biotechnology Information (NCBI)	**DOI:**	10.1093/ntr/ntx258
Data:	2017 Nov 18	**Sito web:**	PMC (PubMed Central)
Editore:	Oxford University Press		

[s98] - https://pmc.ncbi.nlm.nih.gov/articles/PMC10704195/

Autore:	Samantha G Farris, Jacqueline E Smith, Dana R Steinberg, Brianna R Altman, Geralyn M Lambert-Messerlian, Shira I Dunsiger, David M Williams, Michael E Saladin, Ana M Abrantes	**Titolo:**	Methodological approach for an integrated female-specific study of anxiety and smoking comorbidity
DOI:	10.3389/fpsyt.2023.1267753	**Data:**	2023 Nov 24
Sito web:	PubMed Central (PMC)	**Editore:**	Frontiers in Psychiatry

[s99] - https://pmc.ncbi.nlm.nih.gov/articles/PMC7914272/

Autore:	Mariel S Bello, Madalyn M Liautaud, Julianne T De La Cerda, Raina D Pang, Lara A Ray, Jasjit A Ahluwalia, Adam M Leventhal	**Titolo:**	Association of Frequency of Perceived Exposure to Discrimination with Tobacco Withdrawal Symptoms and Smoking Lapse Behavior in African Americans
DOI:	10.1111/add.15238	**Data:**	2020 Oct 1
Sito web:	PubMed Central (PMC)		

[s100] - https://pmc.ncbi.nlm.nih.gov/articles/PMC5453845/

Autore:	Erika Litvin Bloom, Rena R Wing, Christopher W Kahler, J Kevin Thompson, Sari Meltzer, Jacki Hecht, Haruka Minami, Lawrence H Price, Richard A Brown	**Titolo:**	Distress Tolerance Treatment for Weight Concern in Smoking Cessation Among Women: The WE QUIT Pilot Study
DOI:	10.1177/0145445516683500	**Data:**	2016 Dec 27
Sito web:	PubMed Central (PMC)	**Editore:**	Behavior modification

[s101] - https://pmc.ncbi.nlm.nih.gov/articles/PMC9139838/

Autore:	Chin-Wei Kuo, Chung-Fu Lin, Chuan-Yu Chen, Ru-Hsueh Wang, Chieh-Ying Chou, Hsiang-Ju Cheng, Jin-Shang Wu, Chang-Wen Chen, Chi-Chang Shieh, Tsung Yu	**Titolo:**	Body-Weight Gain in Women During Smoking Cessation Is a Sex-Specific Predictor of 6-Month Abstinence: A Retrospective Cohort Study
di:	National Cheng Kung University	**DOI:**	10.3389/fpubh.2022.872220
Data:	2022 May 13	**Sito web:**	PubMed Central (PMC)
Editore:	Frontiers in Public Health		

[s102] - https://pmc.ncbi.nlm.nih.gov/articles/PMC3304243/

Autore:	Beth C Bock, Joseph L Fava, Ronnesia Gaskins, Kathleen M Morrow, David M Williams, Ernestine Jennings, Bruce M Becker, Geoffrey Tremont, Bess H Marcus	**Titolo:**	Yoga as a Complementary Treatment for Smoking Cessation in Women
di:	National Center for Biotechnology Information (NCBI)	**DOI:**	10.1089/jwh.2011.2963
Data:	2012 Feb	**Sito web:**	PubMed Central (PMC)
Editore:	Journal of Women's Health		

[s103] - https://pmc.ncbi.nlm.nih.gov/articles/PMC4008866/

Autore:	Bonnie Spring, Neal Doran, Sherry Pagoto, Kristin Schneider, Regina Pingitore, Don Hedeker	**Titolo:**	Randomized Controlled Trial for Behavioral Smoking and Weight Control Treatment: Effect of Concurrent versus Sequential Intervention
DOI:	10.1037/0022-006X.72.5.785	**Data:**	2004 Oct
Sito web:	PubMed Central (PMC)		

[s104] - https://pmc.ncbi.nlm.nih.gov/articles/PMC2860740/

Autore:	Marney A White, Carlos M Grilo, Stephanie S O'Malley, Marc N Potenza	**Titolo:**	Clinical Case Discussion: Binge Eating Disorder, Obesity and Tobacco Smoking
di:	Yale University School of Medicine, Child Study Center	**DOI:**	10.1097/ADM.0b013e3181ce38c8
Data:	2010 Mar	**Sito web:**	PubMed Central (PMC)
Editore:	Journal of addiction medicine		

[s105] - https://pmc.ncbi.nlm.nih.gov/articles/PMC10858725/

Autore:	Chidera N Onwuzo, John Olukorode, Walid Sange, Dolapo A Orimoloye, Chidinma Udojike, Lisa Omoragbon, Abdulraheem E Hassan, David M Falade, Raymond Omiko, Oluwatobi S Odunaike, Paul A Adams-Momoh, Ehizobhen Addeh, Somtochukwu Onwuzo, Urim Joseph-Erameh	**Titolo:**	A Review of Smoking Cessation Interventions: Efficacy, Strategies for Implementation, and Future Directions
DOI:	10.7759/cureus.52102	**Data:**	2024 Jan 11
Sito web:	PubMed Central (PMC)	**Editore:**	Cureus

[s106] - https://www.ncbi.nlm.nih.gov/books/NBK99236/

Autore:	National Center for Chronic Disease Prevention and Health Promotion (US) Office on Smoking and Health	**Titolo:**	Social, Environmental, Cognitive, and Genetic Influences on the Use of Tobacco Among Youth
di:	Centers for Disease Control and Prevention (US)	**Data:**	2012
Sito web:	NCBI Bookshelf	**Editore:**	Centers for Disease Control and Prevention (US)

[s107] - https://pmc.ncbi.nlm.nih.gov/articles/PMC5525143/

Autore:	Kristi E Gamarel, Torsten B Neilands, Amy A Conroy, Samantha E Dilworth, Nadra Lisha, Jonelle M Taylor, Lynae A Darbes, Mallory O Johnson	**Titolo:**	A longitudinal study of persistent smoking among HIV-positive gay and bisexual men in primary relationships
DOI:	10.1016/j.addbeh.2016.11.019	**Data:**	2016 Nov 18
Sito web:	PubMed Central (PMC)	**Editore:**	Addictive behaviors

[s108] - https://pmc.ncbi.nlm.nih.gov/articles/PMC6629417/

Autore:	Kooi-Yau Chean, Lee Gan Goh, Kah-Weng Liew, Chia-Chia Tan, Xin-Ling Choi, Kean-Chye Tan, Siew-Ting Ooi	**Titolo:**	Barriers to smoking cessation: a qualitative study from the perspective of primary care in Malaysia
DOI:	10.1136/bmjopen-2018-025491	**Data:**	2019 Jul 9
Sito web:	PubMed Central (PMC)	**Editore:**	BMJ Open

[s109] - https://pmc.ncbi.nlm.nih.gov/articles/PMC2826972/

Autore:	David Kalman, Sun Kim, Gregory DiGirolamo, David Smelson, Douglas Ziedonis	**Titolo:**	Addressing tobacco use disorder in smokers in early remission from alcohol dependence: the case for integrating smoking cessation services in substance use disorder treatment programs
di:	University Of Massachusetts School of Medicine, College of the Holy Cross, Edith Nourse Memorial Veterans Administration Medical Center	**DOI:**	10.1016/j.cpr.2009.08.009
Data:	2010 Feb	**Sito web:**	PMC (PubMed Central)

[s110] - https://pmc.ncbi.nlm.nih.gov/articles/PMC6686688/

Autore:	Amanda C Blok, Rajani S Sadasivam, Daniel J Amante, Ariana Kamberi, Julie Flahive, Jeanne Morley, Joseph Conigliaro, Thomas K Houston	**Titolo:**	Gamification to Motivate the Unmotivated Smoker: The "Take a Break" Digital Health Intervention
di:	PubMed Central (PMC)	**DOI:**	10.1089/g4h.2018.0076
Data:	2019 Aug 2	**Sito web:**	PMC
Editore:	Games For Health Journal		

[s111] - https://pmc.ncbi.nlm.nih.gov/articles/PMC8122290/

Autore:	Nikita B Rajani, Nikolaos Mastellos, Filippos T Filippidis	**Titolo:**	Self-Efficacy and Motivation to Quit of Smokers Seeking to Quit: Quantitative Assessment of Smoking Cessation Mobile Apps
di:	Department of Primary Care and Public Health, Imperial College London, London, United Kingdom	**DOI:**	10.2196/25030
Data:	2021 Apr 30	**Sito web:**	PubMed Central (PMC)
Editore:	JMIR mHealth and uHealth		

[s112] - https://pmc.ncbi.nlm.nih.gov/articles/PMC7309212/

Autore:	Federico Giulietti, Andrea Filipponi, Giulia Rosettani, Piero Giordano, Corrado Iacoacci, Francesco Spannella, Riccardo Sarzani	**Titolo:**	Pharmacological Approach to Smoking Cessation: An Updated Review for Daily Clinical Practice
DOI:	10.1007/s40292-020-00396-9	**Data:**	2020 Jun 23
Sito web:	PubMed Central (PMC)		

[s113] - https://pmc.ncbi.nlm.nih.gov/articles/PMC4553654/

Autore:	Steven M Melemis	**Titolo:**	Relapse Prevention and the Five Rules of Recovery
di:	Modern Therapies, Toronto, Ontario, Canada	**Data:**	2015 Sep 3
Sito web:	PubMed Central (PMC)	**Editore:**	The Yale Journal of Biology and Medicine

[s114] - https://pmc.ncbi.nlm.nih.gov/articles/PMC3829471/

Autore:	Chad J Gwaltney, Jane Metrik, Christopher W Kahler, Saul Shiffman	**Titolo:**	Self-Efficacy and Smoking Cessation: A Meta-Analysis
DOI:	10.1037/a0013529	**Data:**	2009 Mar
Sito web:	PubMed Central (PMC)		

[s115] - https://pmc.ncbi.nlm.nih.gov/articles/PMC6819982/

Autore:	Michael H Ussher, Guy E J Faulkner, Kathryn Angus, Jamie Hartmann-Boyce, Adrian H Taylor	**Titolo:**	Exercise interventions for smoking cessation
DOI:	10.1002/14651858.CD002295.pub6	**Data:**	2019 Oct 30
Sito web:	PubMed Central (PMC)	**Editore:**	The Cochrane Database of Systematic Reviews

[s116] - https://pmc.ncbi.nlm.nih.gov/articles/PMC4535933/

Autore:	N Herd, R Borland	**Titolo:**	The natural history of quitting smoking: findings from the International Tobacco Control (ITC) Four Country Survey
DOI:	10.1111/j.1360-0443.2009.02731.x	**Data:**	2009 Dec
Sito web:	PubMed Central (PMC)		

[s117] - https://pmc.ncbi.nlm.nih.gov/articles/PMC6372978/

Autore:	Jonathan Livingstone-Banks, Emma Norris, Jamie Hartmann-Boyce, Robert West, Martin Jarvis, Peter Hajek	**Titolo:**	Relapse prevention interventions for smoking cessation
di:	University of Oxford, Nuffield Department of Primary Care Health Sciences, Oxford, UK; University College London, Centre for Behaviour Change, London, UK; University College London, Department of Behavioural Science and Health, London, UK; University College London, Health Behavior Research Centre of Cancer Research UK, Department of Epidemiology and Public Health, London, UK; Barts & The London School of Medicine and Dentistry, Queen Mary University of London, Wolfson Institute of Preventive Medicine, London, UK	**DOI:**	10.1002/14651858.CD003999.pub5
Data:	2019 Feb 13	**Sito web:**	PubMed Central (PMC)
Editore:	The Cochrane Database of Systematic Reviews		

[s118] - https://pmc.ncbi.nlm.nih.gov/articles/PMC4014029/

Autore:	James Bell (Kings Health Partners, London, SE5 8RS, UK)	**Titolo:**	Pharmacological maintenance treatments of opiate addiction
DOI:	10.1111/bcp.12051	**Data:**	2014 Jan 22
Sito web:	PubMed Central (PMC)	**Editore:**	British Journal of Clinical Pharmacology

[s119] - https://pmc.ncbi.nlm.nih.gov/articles/PMC7647439/

Autore:	Zev Schuman-Olivier, Marcelo Trombka, David A Lovas, Judson A Brewer, David R Vago, Richa Gawande, Julie P Dunne, Sara W Lazar, Eric B Loucks, Carl Fulwiler	**Titolo:**	Mindfulness and Behavior Change
DOI:	10.1097/HRP.0000000000000277	**Data:**	2020 Nov 6
Sito web:	PMC (PubMed Central)	**Editore:**	Harvard Review of Psychiatry

[s120] - https://pmc.ncbi.nlm.nih.gov/articles/PMC7647439/

Autore:	Zev Schuman-Olivier, Marcelo Trombka, David A Lovas, Judson A Brewer, David R Vago, Richa Gawande, Julie P Dunne, Sara W Lazar, Eric B Loucks, Carl Fulwiler	**Titolo:**	Mindfulness and Behavior Change
DOI:	10.1097/HRP.0000000000000277	**Data:**	2020 Nov 6
Sito web:	PMC (PubMed Central)		

[s121] - https://pmc.ncbi.nlm.nih.gov/articles/PMC3646290/
Autore: Surbhi Khanna, Jeffrey M Greeson **Titolo:** A Narrative Review of Yoga and Mindfulness as Complementary Therapies for Addiction
DOI: 10.1016/j.ctim.2013.01.008 **Data:** 2013 Feb 23
Sito web: PubMed Central (PMC) **Editore:** Complementary therapies in medicine

---

[s122] - https://pmc.ncbi.nlm.nih.gov/articles/PMC11483257/
Autore: Luz Adriana Bustamante Perez, Lucia Romo, Oulmann Zerhouni **Titolo:** Feasibility and Engagement of a Mobile App Preparation Program (Kwit) for Smoking Cessation in an Ecological Context: Quantitative Study
di: University of Paris Nanterre; Inserm- Le Centre de Recherche en Epidé miologie et Santé des Populations; Université de Rouen **DOI:** 10.2196/51025
Data: 2024 Oct 2 **Sito web:** PubMed Central (PMC)
Editore: JMIR mHealth and uHealth

[s123] - https://pmc.ncbi.nlm.nih.gov/articles/PMC6635501/
Autore: Caitlin Notley, Sarah Gentry, Jonathan Livingstone-Banks, Linda Bauld, Rafael Perera, Jamie Hartmann-Boyce **Titolo:** Incentives for smoking cessation
di: National Center for Biotechnology Information (NCBI) **DOI:** 10.1002/14651858.CD004307.pub6
Data: 2019 Jul 17 **Sito web:** PubMed Central (PMC)
Editore: The Cochrane Database of Systematic Reviews

[s124] - https://pmc.ncbi.nlm.nih.gov/articles/PMC7647439/
Autore: Zev Schuman-Olivier, Marcelo Trombka, David A Lovas, Judson A Brewer, David R Vago, Richa Gawande, Julie P Dunne, Sara W Lazar, Eric B Loucks, Carl Fulwiler **Titolo:** Mindfulness and Behavior Change
DOI: 10.1097/HRP.0000000000000277 **Data:** 2020 Nov 6
Sito web: PMC

[s125] - https://pmc.ncbi.nlm.nih.gov/articles/PMC10291338/

Autore:	Rayyan Zafar, Maxim Siegel, Rebecca Harding, Tommaso Barba, Claudio Agnorelli, Shayam Suseelan, Leor Roseman, Matthew Wall, David John Nutt, David Erritzoe	**Titolo:**	Psychedelic therapy in the treatment of addiction: the past, present and future
di:	Centre for Psychedelic Research, Department of Brain Sciences, Faculty of Medicine, Imperial College London; Neuropsychopharmacology Unit, Department of Brain Sciences, Faculty of Medicine, Imperial College London; Clinical Psychopharmacology Unit, University College London; Invicro, London	**DOI:**	10.3389/fpsyt.2023.1183740
Data:	2023 Jun 12	**Sito web:**	PubMed Central (PMC)
Editore:	Frontiers in Psychiatry		

[s126] - https://pmc.ncbi.nlm.nih.gov/articles/PMC6941891/

Autore:	Mieke Beth Thomeer, Elaine Hernandez, Debra Umberson, Patricia A Thomas	**Titolo:**	Influence of Social Connections on Smoking Behavior across the Life Course
DOI:	10.1016/j.alcr.2019.100294	**Data:**	2019 Jul 2
Sito web:	PubMed Central (PMC)		

[s127] - https://pmc.ncbi.nlm.nih.gov/articles/PMC6134402/

Autore:	Albert J Burgess-Hull, Linda J Roberts, Megan E Piper, Timothy B Baker	**Titolo:**	The Social Networks of Smokers Attempting to Quit: An Empirically Derived and Validated Classification
di:	University of Wisconsin-Madison	**DOI:**	10.1037/adb0000336
Data:	2017 Dec 18	**Sito web:**	PubMed Central (PMC)

[s128] - https://pmc.ncbi.nlm.nih.gov/articles/PMC7043392/

Autore:	Aimee Grant, Melanie Morgan, Dunla Gallagher, Dawn Mannay	**Titolo:**	Smoking during pregnancy, stigma and secrets: Visual methods exploration in the UK
di:	Qualitative Research Group, Centre for Trials Research, Cardiff University; Centre for Public Health, Institute of Clinical Sciences, Queen's University Belfast; School of Social Sciences, Cardiff University	**DOI:**	10.1016/j.wombi.2018.11.012
Data:	2020 Feb	**Sito web:**	PubMed Central (PMC)

[s129] - https://pmc.ncbi.nlm.nih.gov/articles/PMC10552951/

Autore:	Brian P Jenssen, Robert Schnoll, Rinad S Beidas, Justin Bekelman, Anna-Marika Bauer, Sarah Evers-Casey, Tierney Fisher, Callie Scott, Jody Nicoloso, Peter Gabriel, David A Asch, Alison M Buttenheim, Jessica Chen, Julissa Melo, Dwayne Grant, Michael Horst, Randall Oyer, Lawrence N Shulman, Alicia BW Clifton, Adina Lieberman, Tasnim Salam, Katharine A Rendle, Krisda H Chaiyachati, Rachel C Shelton, Oluwadamilola Fayanju, E Paul Wileyto, Sue Ware, Daniel Blumenthal, Daniel Ragusano, Frank T Leone	**Titolo:**	Cluster Randomized Pragmatic Clinical Trial Testing Behavioral Economic Implementation Strategies to Improve Tobacco Treatment for Patients With Cancer Who Smoke
DOI:	10.1200/JCO.23.00355	**Data:**	2023 Jul 19
Sito web:	PubMed Central (PMC)	**Editore:**	Journal of Clinical Oncology

Fonti delle immagini

Le immagini non elencate sono state create internamente o acquisite con licenza appropriata. Tutti i diritti sono riservati per queste immagini.

Per tutte le altre immagini elencate qui:
Nessuna delle immagini è stata modificata, è stata adattata solo la risoluzione. Nella versione eBook, le immagini sono state compilate in collage numerati. Tutte le immagini rimangono soggette alla loro licenza originale e vengono utilizzate secondo i rispettivi termini di licenza. Se riscontri errori di attribuzione o altre discrepanze, contattaci.

Data della revisione finale dell'immagine: 2025-02-11.

Licenza utilizzata

CC0 http://creativecommons.org/publicdomain/zero/1.0/deed.en

Crediti immagini

[i1] - 001_001_001_image_dopamin.jpeg
https://upload.wikimedia.org/wikipedia/commons/d/d1/Dopamine-3D-struct.png

Date:	22 September 2009	**di:**	File Upload Bot (Magnus Manske)
Artista:	Chemgirl131	**License:**	Public domain

[i2] - 001_001_003_image_acetylcholinrezeptor.jpeg
https://upload.wikimedia.org/wikipedia/commons/3/38/Muscarinic_acetylcholine_receptor_M2-3UON.png

Date:	2012-02-16	**di:**	Takuma-sa
License:	CC0		

[i3] - 001_002_002_image_achtsamkeit.jpeg
https://upload.wikimedia.org/wikipedia/commons/c/c1/School_children_meditating.jpg

Date:	2014-10-13	**di:**	Farang Rak Tham
Artista:	Kochphon (Honey) Onshawee	**License:**	CC0

[i4] - 001_002_003_image_entspannung.jpeg
https://upload.wikimedia.org/wikipedia/commons/6/61/Relaxation_In_Nature_%28Unsplash%29.jpg

Date:	2017-05-01	**di:**	Fæ
Artista:	brookecagle	**License:**	CC0

[i5] - 001_002_003_image_gehirn.jpeg
https://upload.wikimedia.org/wikipedia/commons/5/50/Computed_tomography_of_human_brain_-_large.png

Date:	Uploaded	**di:**	Shashi.
Artista:	Mikael Häggström	**License:**	CC0

[i6] - 001_002_003_image_stress.jpeg
https://upload.wikimedia.org/wikipedia/commons/6/62/Canva_-_Woman_Feeling_Emotional_Stress.jpg

Date:	2016-07-04	**di:**	Carovinc2
Artista:	MismibaTinasheMadando	**License:**	CC0

[i7] - 001_003_001_image_kohlenmonoxid.jpeg
https://upload.wikimedia.org/wikipedia/commons/a/a7/Carbon-monoxide-3D-vdW.png

Date:	2007-05-05	**di:**	Benjah-bmm27
License:	Public domain		

[i8] - 002_001_003_image_johanniskraut.jpeg
https://upload.wikimedia.org/wikipedia/commons/6/68/Hypericum_perforatum%2C_2023-06-20%2C_South_Side%2C_01.jpg

Date:	2023-06-20	**di:**	Cbaile19
License:	CC0		

[i9] - 002_002_003_image_hypnose.jpeg
https://upload.wikimedia.org/wikipedia/commons/c/c6/Hypnotic-spiral.jpg

Date:	2011-03-13	**di:**	Lawrencedwolf
License:	CC0		

[i10] - 002_003_001_image_ohrmuschel.jpeg
https://upload.wikimedia.org/wikipedia/commons/9/9a/Closeup_of_a_human_ear.jpg

Date:	2009	**di:**	Matanya
Artista:	he:משתמש:אנדר-ויק	**License:**	Public domain

[i11] - 002_003_001_image_serotonin.jpeg
https://upload.wikimedia.org/wikipedia/commons/f/fa/Serotonin-3D-vdW.png

Date:	2010-01-02	**di:**	Esquilo
License:	Public domain		

[i12] - 003_001_002_image_meditation.jpeg
https://upload.wikimedia.org/wikipedia/commons/0/00/Meditation_Focus_Point.jpg

Date:	2024-12-12	**di:**	Bondigoldwiki
License:	CC0		

[i13] - 003_003_001_image_nuesse.jpeg
https://upload.wikimedia.org/wikipedia/commons/a/ae/Pecans%2C_hazelnuts%2C_walnuts%2C_almonds%2C_Brazil_nuts_on_a_table_with_logs_2.jpg

Date:	2016-12-22	**di:**	Baileynorwood
License:	CC0		

[i14] - 003_003_001_image_obst.jpeg
https://upload.wikimedia.org/wikipedia/commons/e/e0/Citrus_fruits.jpg

Date:	2005-01-15	**di:**	MarkSweep
Artista:	Scott Bauer, USDA	**License:**	Public domain

[i15] - 003_003_001_image_gemuese.jpeg
https://upload.wikimedia.org/wikipedia/commons/9/97/Child_working_selling_vegetables_in_downtown_Maracaibo.jpg

Date:	2013-03-16	**di:**	Wilfredor
License:	CC0		

[i16] - 003_003_002_image_radfahren.jpeg
https://upload.wikimedia.org/wikipedia/commons/0/05/Military_cyclists_in_pace_line.jpg

Date:	Taken	**di:**	Pimlottc
Artista:	Airman Nathan Doza	**License:**	Public domain

[i17] - 004_002_002_image_selbstbild.jpeg
https://upload.wikimedia.org/wikipedia/commons/f/f0/Smoking_in_Iran_04.jpg

Date:	2020-05-28	**di:**	Mostafameraji
License:	CC0		

[i18] - 004_003_001_image_entspannungstechniken.jpeg
https://upload.wikimedia.org/wikipedia/commons/8/86/750x500px_photo_10.jpg

Date:	2022-09-23	**di:**	Resimi
Artista:	Unknown authorUnknown author	**License:**	CC0

[i19] - 004_003_002_image_suchterkrankungen.jpeg
https://upload.wikimedia.org/wikipedia/commons/5/55/Addiction_to_Medication.jpg

Date:	2014-03-02	**di:**	Tulsi
Artista:	guvo59	**License:**	CC0

[i20] - 005_002_002_image_atemtechniken.jpeg
https://upload.wikimedia.org/wikipedia/commons/9/94/USMC_Wounded_Warrior_Regiment_Warrior_Athlete_Reconditioning_Program_Swim_Camp_130717-M-DE387-077.jpg

Date:	Taken	**di:**	Fæ
Artista:	Capt. Ryan Powell	**License:**	Public domain

[i21] - 005_003_003_image_fitness.jpeg
https://upload.wikimedia.org/wikipedia/commons/d/db/Outdoor-Fitness_in_Berlin-Marzahn_%28Stangen_f%C3%BCr_Australian_Pull_Ups%29_an_der_Neue_Wuhle.jpg

Date:	2021-05-09	**di:**	Singlespeedfahrer
License:	CC0		

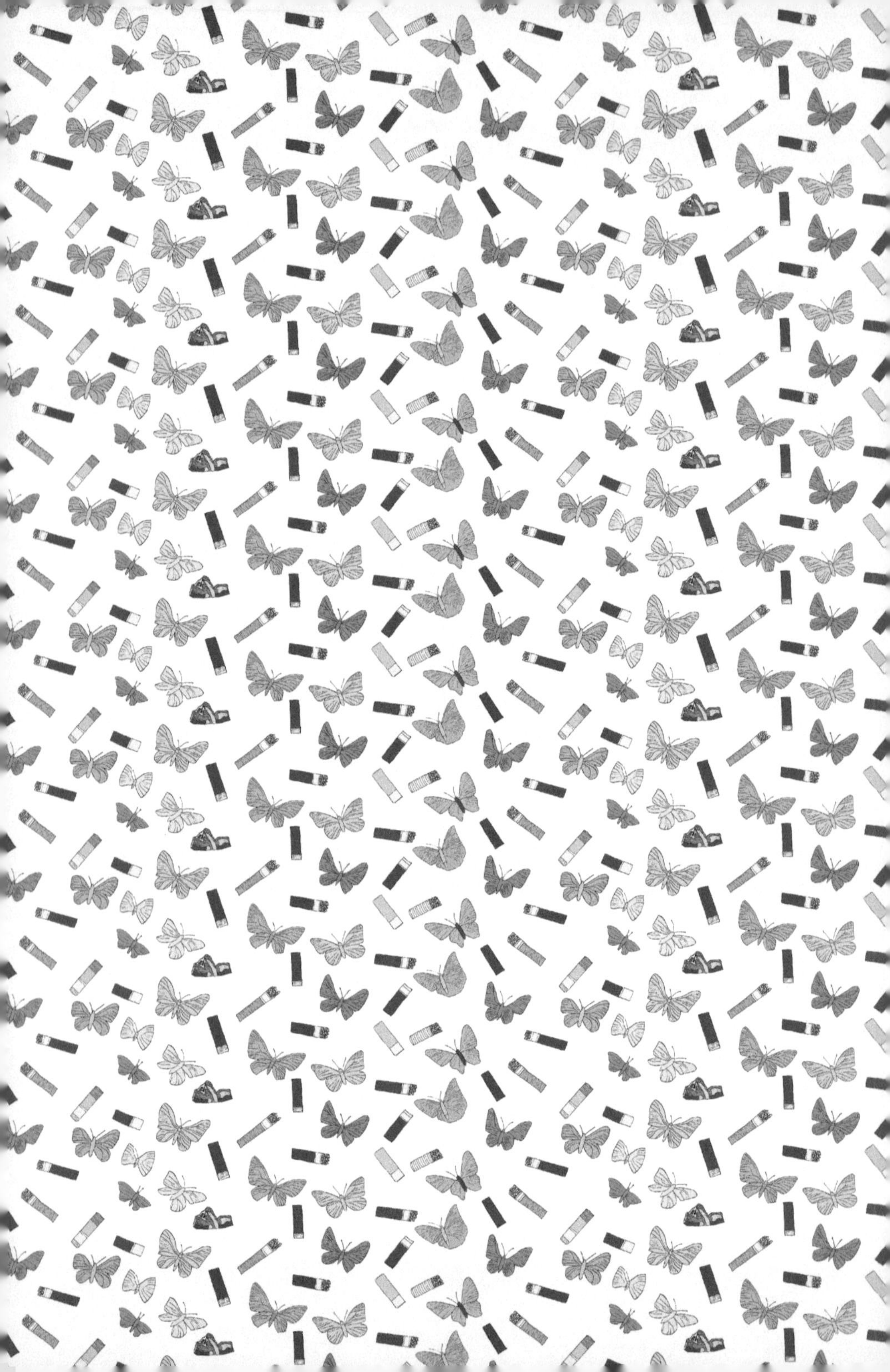

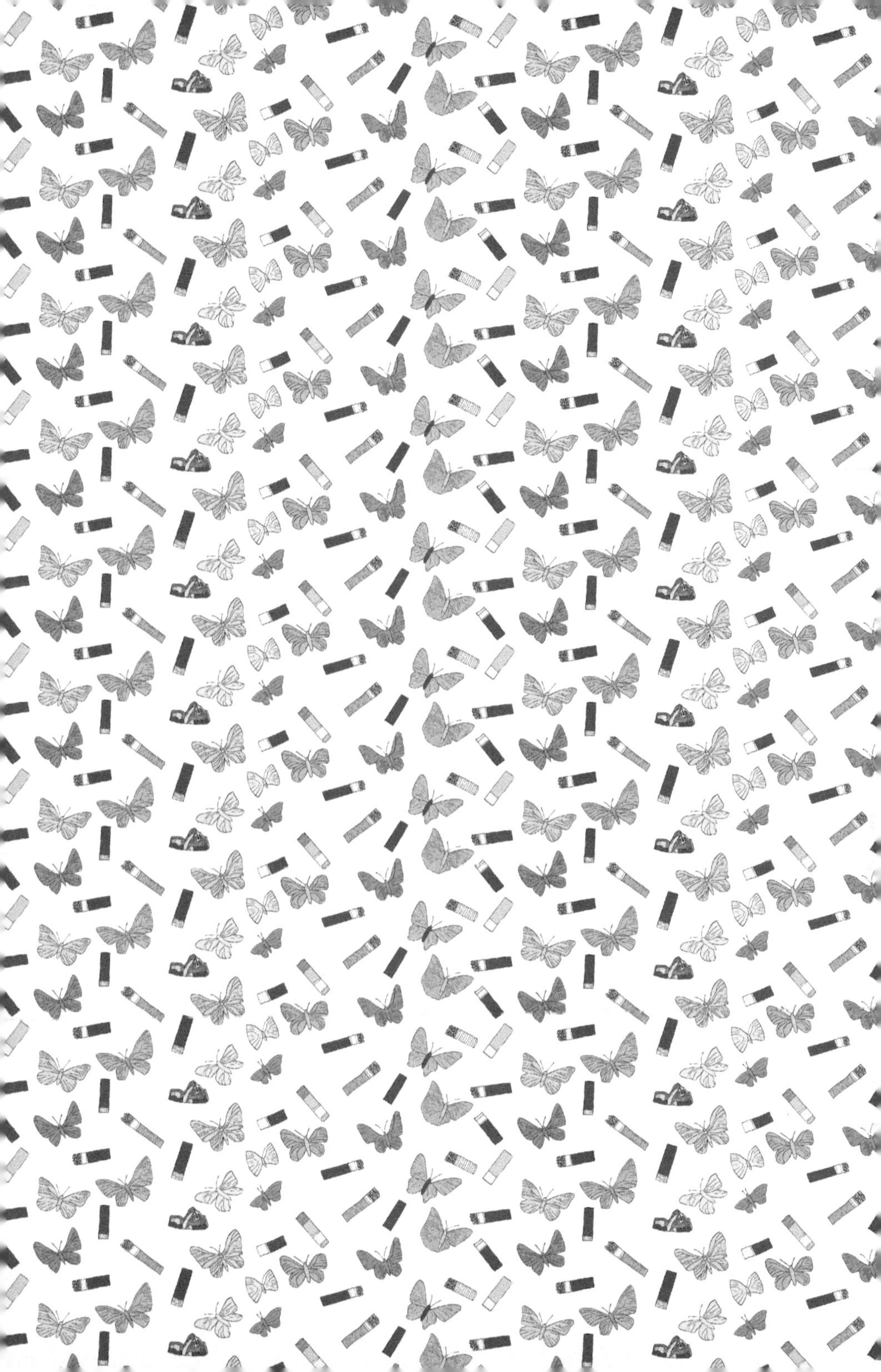

FSC
www.fsc.org
MIX
Papier | Fördert gute Waldnutzung
FSC® C083411

Kolibri 360 GmbH
Ferdinand-Jühlke-Straße 7
99095 Erfurt, Deutschland
produktsicherheit@kolibri360.de